Marketing für Physiotherapeuten

Christian Westendorf
Alexandra Schramm
Johan Schneider
Ronald Doll

Marketing für Physiotherapeuten

Erfolgreich mit kleinem Budget. Mit Rechtshinweisen und Expertenmeinungen aus Physiotherapie, Medien und Werbung

Mit 42 Abbildungen

2. Auflage

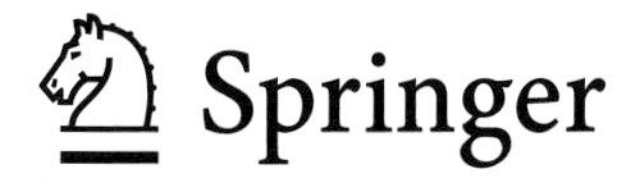

Christian Westendorf
Dipl.-Betriebswirt
Geschäftsführer FiHH – Das Fortbildungsinstitut
GmbH & Co. KG
Wandalenweg 14–20
20097 Hamburg
c.westendorf@fihh.de

Dr. Johan Schneider
Rechtsanwalt & Partner
Heuking Kühn Lüer Wojtek
Neuer Wall 63
20354 Hamburg
j.schneider@heuking.de

Alexandra Schramm
Geschäftsführerin Medienbüro Medizin (MbMed) –
Textarbeit für die Gesundheitsbranche
Behringstraße 28A, E 2
22765 Hamburg
schramm@mbmed.de

Ronald Doll
Inhaber Image Com Ronald Doll (Werbebüre)
Fotodesigner und Schauspieler
Wandalenweg 14–20
20097 Hamburg
ronald@doll.de

ISBN-13 978-3-642-35152-5 ISBN 978-3-642-35153-2 (eBook)
DOI 10.1007/978-3-642-35153-2

Die Deutsche Nationalbibliothek verzeichnet diese Publikation in der Deutschen Nationalbibliografie; detaillierte bibliografische Daten sind im Internet über http://dnb.d-nb.de abrufbar.

Springer Medizin

Planung: Marga Botsch, Heidelberg
Projektmanagement: Ulrike Dächert, Heidelberg
Lektorat: Michaela Mallwitz, Tairnbach
Projektkoordination: Barbara Karg, Heidelberg
Umschlaggestaltung: deblik Berlin
Fotonachweis Umschlag: © deblik Berlin
Herstellung: le-tex publishing services GmbH, Leipzig

Springer Medizin ist Teil der Fachverlagsgruppe Springer Science+Business Media
www.springer.com

Vorwort

Ich freue mich sehr über den Bedarf des Themas Marketing in der Physiotherapie. Ihr Feedback auf mein erstes Buch, erschienen 2009 im Springer-Verlag, war sehr positiv. Das motivierte mich zu diesem zweiten Buch.

Das Interesse wächst, weil Marketing für jeden Physiotherapeuten und jede Physiotherapeutin wichtig ist, um dauerhaft erfolgreich zu sein. Vorbei scheinen die Zeiten, in denen es Patientenwartelisten gab. Und wenn doch, empfinden viele Therapeuten es als belastend.

Immer mehr Physiotherapeuten drängen auf den Markt. Immer weniger Rezepte werden ausgestellt. In immer mehr Fachthemen können sich Therapeuten weiterbilden. Bei einer Recherche kamen wir auf 800 verschiedene Fachthemen für Physiotherapeuten. Marketing verschafft Ihnen einen Überblick und lässt Sie sich auf das Wesentliche konzentrieren.

Gut ausgestattete Praxen mit gut ausgebildeten Master- und Bachelor-Therapeuten schließen, weil die Patienten ausbleiben. Warum ist das so? Ein Grund ist auch immer das fehlende oder falsche Marketing, wie z. B. zum Thema Marktforschung, Standortanalyse, Kommunikation, Angebot, Preis u. a.

Wie genau Praxis-Marketing funktioniert, erfahren Sie u. a. in diesem Buch.

Neu mit an Bord sind die Autoren Alexandra Schramm, Dr. Johan Schneider und Ronald Doll. Ich habe mir drei Profis dazu geholt, die zu den Fachgebieten Recht, Medien und Werbung Hinweise geben, wie Sie richtig und erfolgreich Marketing einsetzen. Hinzu kommen Physiotherapeuten, die in jedem Kapitel direktes Feedback auf unsere Ausführungen geben – alles mit dem Ziel, Ihnen einen Ratgeber an die Hand zu geben, der Ihnen im Praxisalltag helfen wird.

Verzichten Sie nicht auf Marketing. Sehen Sie das Marketing als einen Baustein Ihrer erfolgreichen Praxis, neben Ihren fachlichen Fort- und Weiterbildungen. Nur so können Sie wirklich dauerhaft erfolgreich sein.

Wir zeigen Ihnen verschiedene Aspekte des Marketings, mit denen Sie schnell und kostengünstig Erfolge verzeichnen. Zusätzlich zeigen wir Ihnen immer auch die Gefahrquellen im Marketing, um Sie vor Fehlern zu schützen, und wir benennen Ihnen die Kosten für die Umsetzung unserer Vorschläge.

So erhalten Sie eine ehrliche und kompakte Übersicht des Marketings für Physiotherapeuten in unseren ausgewählten Themen.

Wir wünschen Ihnen viel Freude beim Lesen.

Christian Westendorf

Vorstellung der Autoren

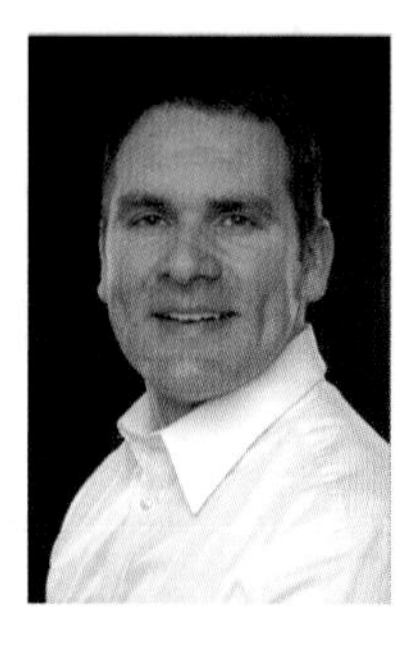

Christian Westendorf
ist Diplom-Betriebswirt. Nach Tätigkeiten bei einer privaten Krankenversicherung, am Universitätsklinikum Lübeck sowie als Marketingleiter eines Pharmaunternehmens ist er Geschäftsführer des medizinisch-therapeutischen Fortbildungszentrums FiHH Das Fortbildungsinstitut GmbH & Co. KG.
Darüber hinaus ist er seit 2004 anerkannter Prüfer der Handelskammer Hamburg für die Bürokauffrau/-mann-Abschlussprüfungen und Ausbilder für kaufmännische Auszubildende des eigenen Unternehmens.
Seit 2011 ist er Berater des I.M.T.AMarketingvorstandes (International Maitland Teacher Association), und er bekam erste Prüfertätigkeiten für Physiotherapiestudenten der HS Osnabrück zu Marketingthemen bei BScArbeiten.
Sein 1. Fachbuch „Marketing für Physiotherapeuten" erschien 2009.

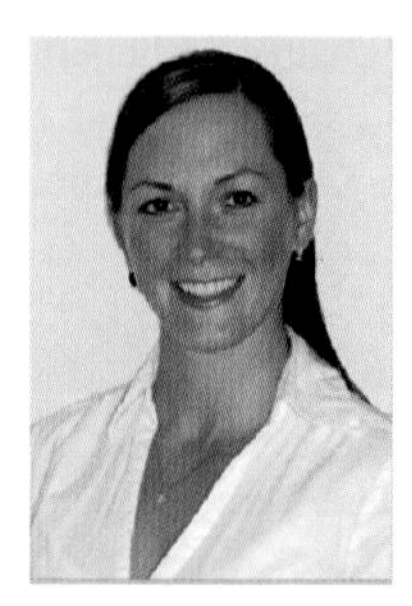

Alexandra Schramm
ist gelernte Fremdsprachenkorrespondentin und arbeitete als Journalistin bereits bei verschiedenen TV- und Hörfunksendern sowie in Printverlagen. Die Fachwirtin im Sozial- und Gesundheitswesen ist seit 2004 als Redaktionsleiterin bei MbMed in Hamburg tätig und hat 2008 die Geschäftsführung der Medienbüro Medizin – Der Ratgeberverlag GmbH übernommen. Zu ihren Schwerpunkten gehören Medizin, Gesundheits- und Wirtschaftsthemen sowie neue Marketing-Trends für Player der Gesundheitsbranche. Ein vielschichtiges Branchennetzwerk pflegt sie bundesweit auf Gesundheitswirtschafts- und Gesundheitskommunikationskongressen sowie in ihrer Funktion im Vorstand des Medizin-Management-Verbands – Vereinigung der Führungskräfte im Gesundheitswesen. Im Ehrenamt ist sie Vorstandsvorsitzende eines Buchverlags für Nachwuchsautoren.

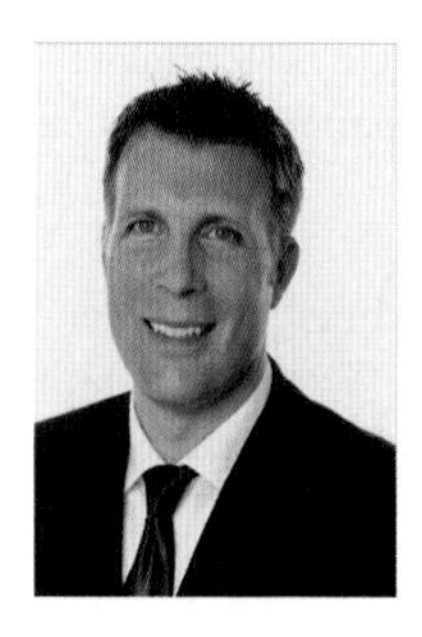

Dr. Johan Schneider
ist Rechtsanwalt und Partner im Hamburger Büro der überörtlichen Wirtschaftssozietät Heuking Kühn Lüer Wojtek mit mehr als 250 Anwälten an 7 Standorten in Deutschland und 2 weiteren Büros im Ausland. Seine Tätigkeitsschwerpunkte liegen im Gesellschafts- und Insolvenzrecht, in der Compliance und der Prozessführung im nahezu gesamten allgemeinen Wirtschaftsrecht (u. a. Haftungs- und Wettbewerbsrecht). Zu seinen Mandanten zählen sowohl Unternehmen als auch Privatpersonen, darunter auch Ärzte und Physiotherapeuten.

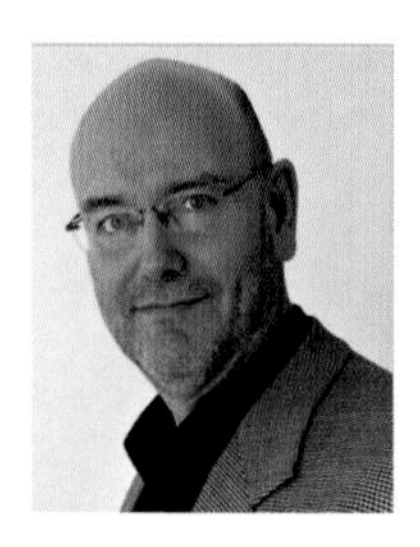

Ronald Doll
hat Evangelische Theologie und Medizin studiert und nach verschiedenen Tätigkeiten als Verkäufer, Nachtportier, Hausmeister, EDV-Kaufmann, Bühnentischler beim English Theatre of Hamburg sowie einer Fotografenlehre 1990 die Werbeagentur Image Com Ronald Doll gegründet, deren Inhaber er bis heute ist. Seit 2011 ist er außerdem Mitarbeiter des medizinisch-therapeutischen Fortbildungszentrums FiHH Das Fortbildungsinstitut GmbH & Co. KG in den Bereichen IT und Marketing.

Amad Shayan, Physiotherapeut (Aarhus, Dänemark)

ist Leiter der Tagesklinik Neuroklinik, die im August 2005 eröffnete, und bietet ein intensives und spezialisiertes Therapieangebot für Menschen mit physischen Behinderungen oder Beeinträchtigungen nach einer Schädigung des zentralen Nervensystems.
Der 6-wöchige intensive Behandlungsverlauf zur Rehabilitation von Menschen mit einer Schädigung des Gehirns ist einzigartig und sucht seinesgleichen in Dänemark. Als Therapiemethoden werden international anerkannte Behandlungen eingesetzt, die positive Ergebnisse für diese Patientengruppe erreichen können, was nachweislich dokumentiert ist.

Devrim Özkan, Physiotherapeut und Osteopath (Unterföhring/München)

ist Leiter und Inhaber des Physio Teams und Inhaber des Physio Training Unterföhring GmbH & Co. KG sowie Skyline Therapie Training.
Das Physio Team Unterföhring bildet zusammen mit dem medizinischen Fitnessstudio Physio Training ein Zentrum für Diagnostik, Rehabilitation, Therapie und Training, in dem Patienten v. a. nach Verletzungen, Operationen oder bei akuten Problemen des Bewegungsapparates von einem interdisziplinären Therapeutenteam, bestehend aus Ärzten, Physiotherapeuten, Osteopathen und Diplom-Sportwissenschaftlern, behandelt werden.

Sabine Westendorf, Physiotherapeutin (Aumühle)

ist seit 1997 ausgebildete Physiotherapeutin und arbeitet nach Tätigkeiten in der Pysiotherapieabteilung in einem Hamburger Krankenhaus, einer kleineren Praxis in Hamburg-Winterhude und selbstständig in eigener Praxis in der Hamburger Innenstadt inzwischen freiberuflich in einer Physiotherapie- und Osteopathiepraxis in Aumühle bei Hamburg. Ihre Schwerpunkte sind die Manuelle Therapie, manuelle Lymphdrainage und cranio-faziale Therapie.

Werner Nafzger, dipl. Physiotherapeut FH, BSc, PT OMT, Teacher IMTA

ist seit 1984 Physiotherapeut und arbeitet nach 10jähriger Tätigkeit an verschiedenen Rehabilitationszentren in Schweden und in der Schweiz (Med. Zentrum Bad Ragaz, Rehabilitationsklinik Valens) in seiner Praxis in Heimberg. Seit 1999 ist er Dozent für Manuelle Therapie nach dem Maitland-Konzept und gibt Kurse in Deutschland und in der Schweiz.

Inhaltsverzeichnis

Allgemeine Hinweise zum Buch

Das Buch enthält verschiedentlich Rechtshinweise, ersetzt jedoch keine individuelle Rechtsberatung. Die Inhalte des Buches enthalten allgemeine Informationen, Vorschläge und Anregungen. Die Inhalte erheben keinen Anspruch auf Vollständigkeit und stellen weder eine individuelle Auskunft, Beratung, Empfehlung oder Rat dar noch ersetzen sie diese. Obwohl sich die Autoren bei Ermittlung und Auswahl der Informationen um größtmögliche Sorgfalt bemüht haben, übernehmen sie keinerlei Gewährleistung für deren Richtigkeit, Vollständigkeit und Aktualität. Bei juristischen Fragen empfiehlt sich in jedem Fall eine Beratung durch einen zugelassenen Rechtsanwalt anhand der konkreten Umstände des Einzelfalls.

Marketing – was ist das?

C. Westendorf

C. Westendorf, A. Schramm, J. Schneider, R. Doll, *Marketing für Physiotherapeuten*,
DOI 10.1007/978-3-642-35153-2_1,

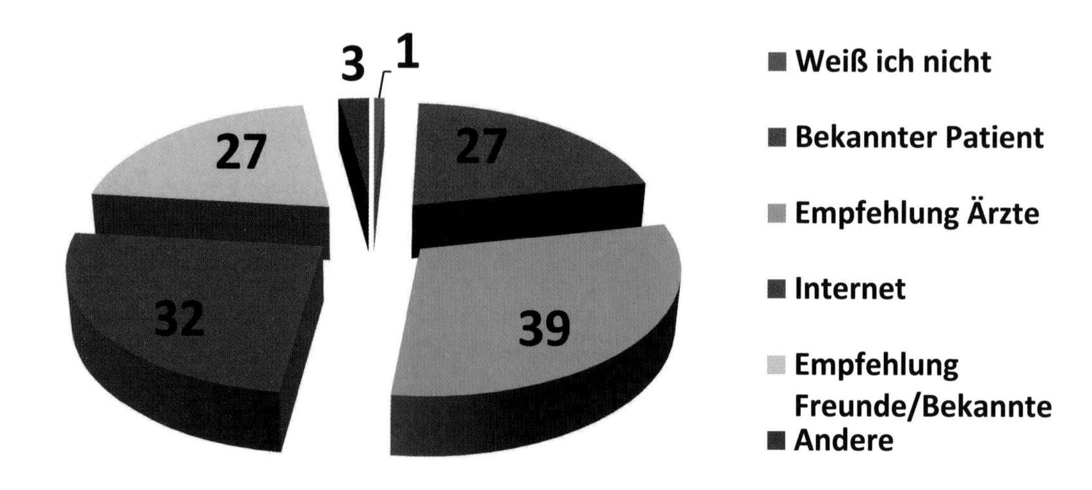

Abb. 1.1 Forschung zum Thema Marketing in der spezialisierten Physiotherapie: „Wie wurde der Patient auf Ihre Praxis aufmerksam?" (© Christian Westendorf und Ronald Doll)

Das Marketing: Ein Begriff, der in der Physiotherapie mehr und mehr an Bedeutung gewinnt. Richtig geplant angewendet steht es für eine Hilfe im Praxisalltag und dauerhaften Erfolg.

1.1 Warum benötigt eine Physiotherapiepraxis oder -abteilung Marketing?

In den letzten 10 Jahren hat sich die Physiotherapeutenzahl in Deutschland verdoppelt; über 140.000 sollen es im Jahr 2012 sein (ZVK).

Physiotherapeut zu sein ist im Trend. Somit gibt es mehr Konkurrenz. Themen wie z. B. web 2.0, mehr Therapieangebote, härteren Wettbewerb, Selbstverständnis des Kunden u. a. verändern heutzutage schnell den Markt des Physiotherapeuten.

Und alle sollen Geld verdienen. Das klappt in der Regel auch ganz gut. Denn viele betreiben bereits Marketing. Oft jedoch, aus meiner Erfahrung, unbewusst.

Warum sind Sie erfolgreich? Haben Sie sich diese Frage schon einmal gestellt? Zusätzlich zu Ihrer Fachkompetenz ist eine Menge anderer Faktoren zu nennen, u. a. das Marketing.

1.2 Weitere Gründe für Marketing

Eine Umfrage unter 52 Patienten im Sommer 2011 der FIHH hat ergeben,

- dass 29 von ihnen keine Physiotherapiepraxisempfehlung von ihrem behandelnden Arzt bekommen haben und sich selbst auf die Suche machen (Abb. 1.1, Abb. 1.2);
- außerdem, dass wenn eine Behandlung verschrieben wird, die Ärzte durchaus spezielle Therapien verordnen.

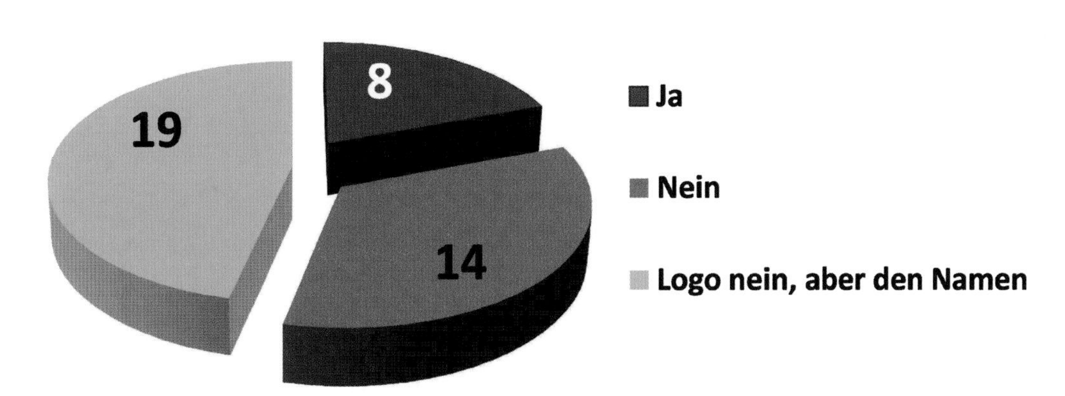

Abb. 1.2 Forschung zum Thema Marketing in der spezialisierten Physiotherapie: „Nutzen Sie das CRAFTA-Logo?" (© Christian Westendorf und Ronald Doll)

Marketing wird oft gleichgesetzt mit Werbung. Werbung ist zwar ein zentraler Erfolgsfaktor, um Ihre Praxis und Therapie dauerhaft am Markt präsent zu halten. Die Werbung verlagert sich zunehmend in das Internet, insbesondere in die Foren wie z. B. Facebook.de oder physiotalk.de. Marketing ist aber viel mehr als das, und die Werbung nur ein Teil des Marketings.

1.3 Aber was genau ist nun Marketing?

Ein **Beispiel:** Bitte überlegen Sie sich persönlich, wie Sie bei einem Umzug in eine neue Stadt einen Kinderarzt suchen würden.

- Sie schauen in das Telefonbuch oder in die Gelben Seiten, befragen Nachbarn und Eltern im Kindergarten, gehen online über eine Suchmaschine und schauen, welche Kinderärzte es in Ihrem Stadtteil gibt und ob der Arzt Bewertungen erhalten hat?
- Wenn Sie einen Kinderarzt gefunden haben, dann sollte die Praxis Parkplätze haben, weil das mit einem kranken Kind leichter ist, über gute Öffnungszeiten verfügen, generell gut erreichbar und leicht zu finden sein, sowie einen Wunschtermin möglich machen?
- Bei dem ersten Praxisbesuch sollte die Praxis sauber und (kinder)freundlich sein, ebenso die Arzthelferinnen, der Empfang, der Wartebereich für Kinder etwas bieten, der Arzt sollte sich Zeit nehmen, auf das Kind eingehen, genau erläutern, was wer macht, fachlich kompetent sein?

Die Fachkompetenz lässt sich ohne Medizinstudium nur gefühlt einschätzen, umso wichtiger sind die anderen Aspekte.

Die bewusste Steuerung all dieser Punkte ist Ihr Marketing!

Genau so wird auch der Physiotherapeut bzw. die Physiotherapiepraxis gesucht (Abb. 1.3).

Die **Themen des Marketings** haben sich in den letzten Jahren sehr stark gewandelt.

Die Globalisierung, das Internet, neue Vertriebsmöglichkeiten, Selbstzahler, Wettbewerb, Fortbildungspunkte, ein anderes Verständnis der Patienten und Ärzte: Das sind alles Faktoren für die Veränderungen des Marktes eines Physiotherapeuten.

Marketing

Marketing ist das Vermarkten, das Werben und das Ausrichten Ihrer Praxis auf den Markt. Darüber hinaus bezeichnet man damit die Bedürfnis- und Erwartungsbefriedigung der Patienten, Ärzte und Kooperationspartner, wie Lieferanten, medizinische Gerätevertreiber, Verbände u. a.

Mit Marketing schaffen Sie sich einen Wert, den die Ärzte, Patienten, Kooperationspartner, Ihre Mitarbeiter und Sie selbst sehr zu schätzen wissen.

Es gilt für Sie, ein persönliches berufliches Ziel und eine persönliche Schlüsselbotschaft zu definieren und anschließend zu kommunizieren.

Eine Anekdote aus einem FiHH-Kurs

Eine Teilnehmerin in einem Tapingseminar im Hause FiHH sagte zu dem Dozenten, der von der zuverlässigen und schnellen Schmerzlinderung durch Taping berichtete: „Wenn das so gut hilft, dann wende ich es besser nicht an, denn dann verdiene ich ja kein Geld mehr mit diesem Patienten."

Das ist jedoch kein Ziel oder keine Schlüsselbotschaft im Marketingsinne.

Aber der Reihe nach …

Früher hatten Sie als Therapeut eine starke Position. Heutzutage ist der Patient in einer starken Position, denn es gibt einen Therapeutenüberschuss, und der Patient kann es sich fast aussuchen, zu wem er geht.

1.4 Die ersten Schritte

Die ersten Schritte für Sie könnten eine Analyse der Ist-Situation sein, dann die Definition einer eigenen **Marketingstrategie** und die Kontrolle dieser Maßnahmen.

Was unterscheidet Sie von anderen Anbietern? Warum sollen Patienten ausgerechnet zu Ihnen kommen? Fachlich kann ein Patient nur schwer Unterschiede feststellen.

Was ist es dann, was Ihre Praxis ausmachen könnte?

Die Umsetzung der Strategie erfolgt innerhalb des Marketingmixes.

1.4.1 „Die 4 Ps"

Die 4 Instrumente des Marketingmixes sind:

- **P**roduct (Produkt),
- **P**rice (Preis),
- **P**lace (Vertrieb),
- **P**romotion (Kommunikation).

Diese Instrumente bilden die Basis Ihres Marketingmixes und erfreuen sich generell großer Beliebtheit in der Physiotherapie.

Mit dem Marketingmix werden Ihr Ziel und Ihre Schlüsselbotschaft in konkrete und einfache Marketingaktionen umgesetzt.

Wichtig
Die vier klassischen Säulen im Marketingmix sind die sog. „4 Ps".

Beispiel

Sie arbeiten in zwei oder mehreren unterschiedlichen Praxen, in nur einer (Vertrieb) bieten Sie Manuelle Therapie (Produkt) hochpreisig an (Preis), und über einen kooperierenden Orthopäden wird Ihre angebotene Therapie durch intensive Öffentlichkeitsarbeit beworben (Kommunikation).

Es gibt weitere „Ps", die im letzten Kapitel erläutert werden und (noch) nicht zu den klassischen Instrumenten gehören.

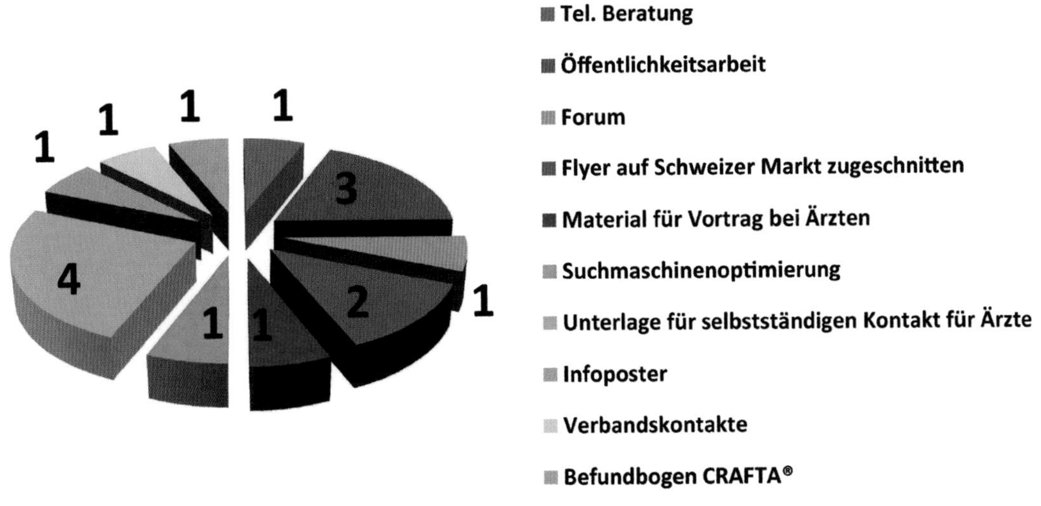

Abb. 1.3 Forschung zum Thema Marketing in der spezialisierten Physiotherapie: „Welche fehlende Hilfe wäre seitens CRAFTA für Sie hilfreich?" (© Christian Westendorf und Ronald Doll)

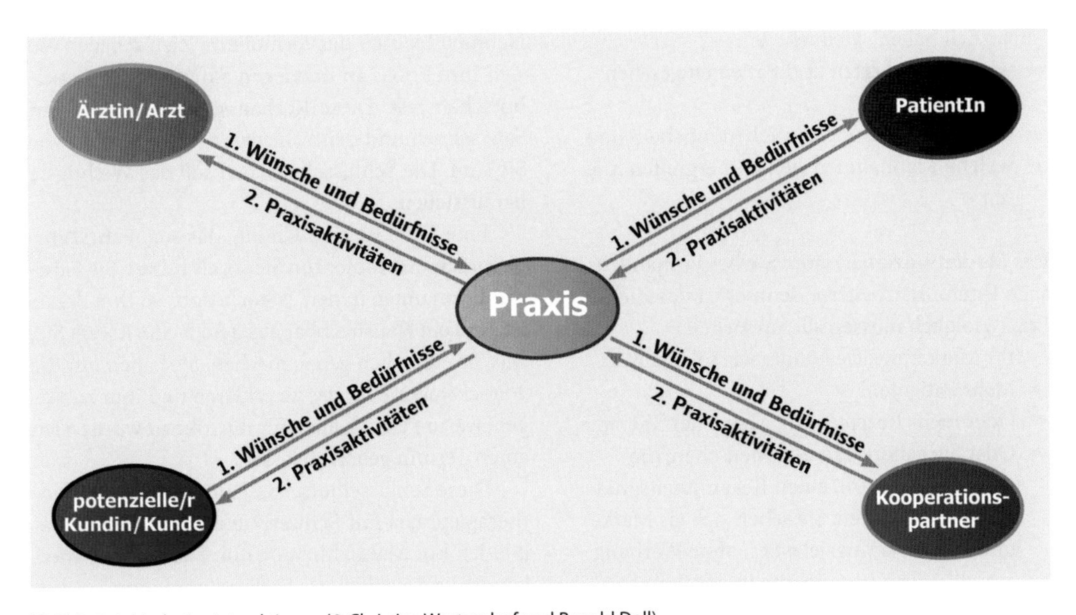

Abb. 1.4 Marketinginteraktionen (© Christian Westendorf und Ronald Doll)

1.5 Marketing heute

Heutzutage entscheidet der Patient über den Praxiserfolg. Ist der Patient zufrieden, wird er die Physiotherapiepraxis oder -abteilung weiterempfehlen und gern selbst wiederkommen. Das ist die sogenannte Kundenbindung. Das Sprichwort „Der Kunde ist König“ ist in diesem Zusammenhang wahr.

Nur zur Information: Statistisch gesehen gibt es immer im Schnitt 2 % Nörgler. Damit muss folglich jede Physiotherapiepraxis auskommen. Keiner sollte sich darüber ärgern, vielmehr versuchen, es als gegeben anzusehen.

In unserer Zeit wird es darüber hinaus immer wichtiger, mit der Physiotherapiepraxis Emotionen zu wecken, ein gutes Gefühl zu vermitteln. Sprechen Sie die Patienten über alle Medien positiv an (◘ Abb. 1.4). Ein positives Image zu pflegen ist sehr hilfreich auf dem Weg zum Erfolg und kann durch Marketing gesteuert werden.

1.6 1. Schritt: Zieldefinition

Sie definieren für sich und die Praxis ein Ziel. Das Ziel sollte nicht heißen „mehr Geld verdienen“ oder „mehr Zeit haben“, vielmehr

- **wie** Sie von Ärzten und Patienten gesehen werden und
- **wann** sie dieses Ziel erreichen möchten und
- **welche** Maßnahmen sie dafür ergreifen müssen.

Das **Marketingziel** erklären Sie bei Vorhandensein auch Ihren Mitarbeitern, denn es ist das Ziel Ihrer Praxis; folglich müssen alle mitziehen.

Ihr Marketingziele könnte wie folgt lauten:

- Mehr Patienten!
- Oder mehr Rezepte mit „Manueller Therapie“!
- Oder Sie gehören zu den Menschen, die sich ein Image und einen Bekanntheitsgrad aufbauen möchten. Sie sehen sich als Marke und Ihr Marketingziel ist es, ohne Werbung ausschließlich Prominente in der Praxis zu behandeln.

Ein weiteres Ziel kann der sogenannte zweite Gesundheitsmarkt sein, unabhängig von der Verordnung. Im zweiten Gesundheitsmarkt sind Ihre Kunden die Selbstzahler für z. B. Training und Prävention in Ihrer Praxis. Dieser Markt hat Besonderheiten wie die Umsatzsteuer und Unterschiede in der Finanzierung. Diese Art der Gesundheitsversorgung lässt sich hervorragend durch Ihr Praxismarketing umsetzen.

Das Ziel sollte zum Umfeld passen. Anhand von Marktforschung lässt sich genauer definieren, was Ihr Praxisumfeld bietet (s. auch unten zum Thema Existenzgründung). Es sollten also Ärzte zu finden sein, die Ihnen bei dem Erreichen des Zieles „mehr Rezepte mit manueller Therapie“ helfen können.

Schauen Sie aber auch auf sich. Bereitet Ihnen die Manuelle Therapie Freude? Wenn nicht, dann wird hier ein neues Ziel definiert werden müssen. Sind in Ihrer Stadt überhaupt Prominente, die laut Zieldefinition behandelt werden könnten? Die Antworten auf die Fragen helfen Ihnen weiter.

Nun haben Sie ein Ziel.

1.7 2. Schritt: Festlegung der Schlüsselbotschaft

Nehmen Sie sich das formulierte Ziel, schauen Sie sich Ihre Praxis an und legen dafür eine Schlüsselbotschaft fest. Diese Kernaussage soll mit einem Satz schnell und deutlich zeigen, was, wer und wie Sie sind. Die Schlüsselbotschaft soll das Wichtigste herausstellen.

Eine Hilfe ist eine Übung, das sog. **Fahrstuhlgespräch.** Bei dieser tun Sie so, als führen Sie Fahrstuhl, von unten in den 2. Stock, dort wo Ihre Praxis ist, und ein Hausnachbar aus dem 5. Stock fragt Sie, was Sie eigentlich genau machen. Sie haben nur die 2 Stockwerke Zeit, das zu erklären und ihm zu zeigen, warum es sich auch für ihn lohnen würde, sich einen Termin geben zu lassen.

Diese Schlüsselbotschaft kann heißen: „Physiotherapiepraxis mit Schwerpunkt Manueller Therapie. Ich bin Manualtherapeutin. Das ist eine anerkannte und zertifizierte Fachweiterbildung.“

Oder: „Ich bin Physiotherapeut und behandele sehr erfolgreich Sportler. Für diese Patienten halte ich spontane Termine jeden Montagmorgen um 7.00 Uhr in der Praxis frei.“

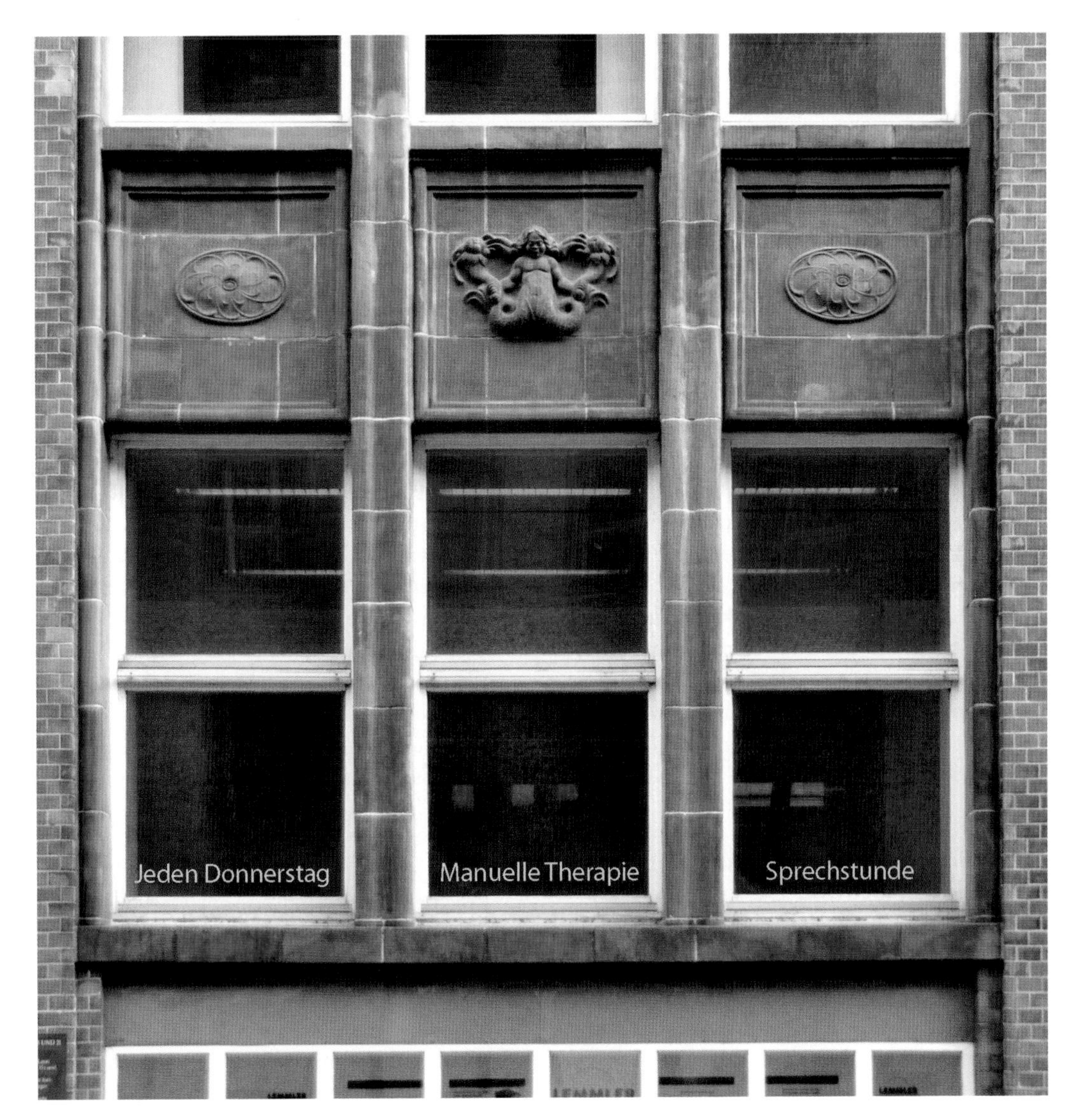

Abb. 1.5 Praxisfenster (© Ronald Doll)

Schreiben Sie die Kernaussage auf. Sie sollte immer wieder im gesprochenen und im geschriebenen Wort und im Handeln auftauchen!

1.8 Ablauf

Der Ablauf muss lauten:

- Planung,
- Organisation,
- Führung und
- Kontrolle.

Ideen reichen oft nicht. Es wird immer etwas Zeit benötigt,

- um eine grobe Budgetplanung zu erstellen,
- das Ziel und die Schlüsselbotschaft zu finden und zu formulieren,
- alle Mitstreiter einzuweihen,
- selbst immer an die Aufgabenerfüllung, z. B. die Zielgruppe im Auge zu behalten, zu denken und am Ende zu schauen, wie das

Marketing funktioniert, folglich ein Marketing-Controlling zu betreiben.

1.9 Marketing-Controlling

Marketing-Controlling bedeutet, Sie zeigen heute auf, was Ihr Marketing pro Jahr oder auch bis zur Erreichung Ihres Zieles kosten wird. Nehmen Sie sich 30 Minuten Zeit. Tragen Sie sich den Termin in Ihren Kalender ein und gehen Sie die Themen wie Ziel, Schlüsselbotschaft und Partner durch. Stellen Sie die Kosten und den Nutzen gegenüber. Schnell werden Sie merken, wie das Marketing funktioniert hat.

Sie sollten dann kontinuierlich schauen, was sich verändert hat, wie die Kosten sich entwickeln, ob es Veränderungen im Markt gibt und wie es Ihnen persönlich geht.

Dabei hilft Ihnen eine **Checkliste**, auf der Sie Schlüsselbotschaft und Ziel benennen und weitere Punkte hinzuschreiben, wie Ausgaben, neue Kooperationspartner, Arbeitszeit für das Marketing, interne Schulungen u. a. Erstellen Sie die Checkliste in Tabellenform zum Abhaken.

1.10 Vorteil Existenzgründung/Neugründung

Ein enormer Vorteil ergibt sich bei der Planung Ihres Marketings, wenn Sie Existenzgründer sind. Dann sollten Sie sich die Zeit nehmen, um **Marktforschung** zu betreiben.

Themen der Marktforschung

- Wo ist die nächste Physiotherapiepraxis?
- Wie ist die Infrastruktur dort, wo die Praxis eröffnet werden soll?
- Wie das Publikum?
- Überwiegend Büros oder Wohnungen in der Umgebung?
- Welche Ärzte sind in der Nähe?

Die Daten müssen nicht selbst gesucht werden, sondern Sie finden sie heutzutage bereits im Internet. In diversen Straßenplänen sind oft die Ärzte, Buslinien und -haltestellen usw. eingezeichnet. Auch die Handelskammern und Rathäuser geben Ihnen Auskunft über Mitbewerber und Bevölkerungsstruktur in Ihrer Region. Sie werden schnell erkennen, welcher Schwerpunkt in Ihrer Praxis Sinn macht.

Tipp vom Anwalt

Der Werbung von Physiotherapeuten sind nach dem Heilmittelwerbegesetz (HWG) trotz einer erheblichen Lockerung im Jahre 2012 weiterhin Grenzen gesetzt, z. B. bei der bildlichen Werbung. Nicht unter das HWG fällt dagegen die allgemeine Firmenwerbung, bei der nach dem Gesamterscheinungsbild die Darstellung des Unternehmens im Vordergrund steht und nicht die Anpreisung bestimmter Verfahren oder Behandlungen. In Zweifelsfällen sollten Sie sich bei den Berufsverbänden erkundigen oder einen Anwalt um Rat fragen.

Warum genau machen Sie sich selbstständig? Formulieren Sie Ihre persönlichen Ziele. Bei der Existenzgründung haben Sie die Chance, Ihre Ziele dort umzusetzen, wo es sinnvoll ist und das oben genannte Umfeld passt. So kann jeder eine perfekte Grundlage für den Start einer Physiotherapiepraxis schaffen.

Beachten Sie die Hinweise zur Werbung in der Infobox ► Tipp vom Anwalt sowie ■ Abb. 1.5.

Wichtig
Behalten Sie die Mitbewerber und Kooperationspartner sowie das Umfeld im Auge (Controlling). Nur so erfahren Sie, ob Sie weiterhin richtig mit der Praxis aufgestellt sind.

Der häufigste Fehler im Marketing ist die fehlende Planung. Eine zu schnelle Umsetzung und auch das Abgucken bei anderen Praxen helfen nicht weiter. Keine Praxis kann wie die andere funktionieren. Ihr Ziel und Ihre Schlüsselbotschaft müssen klar sein, ein finanzielles Budget dafür definiert, Ihre Themen für das Marketing gefunden sein und mit einem halbjährlichen Kontrolle abgesichert werden.

Dann betreiben Sie erfolgreich Marketing.

Fazit

Der Arzt stellt Rezepte und spricht manchmal Therapeutenempfehlungen aus.

Immer mehr entscheidet der Patient ganz allein, zu welchem Physiotherapeuten er geht.

Er sucht Sie, wie Sie vorher den Kinderarzt gesucht haben.

Definieren Sie für sich ein Ziel, erkennen Sie Ihre Schlüsselbotschaft unter Einbeziehung des Marktes und schreiben Sie sich Ihre Maßnahmen auf, führen Sie diese durch und nehmen Sie sich spätestens halbjährlich 30 Minuten Zeit, um über Ihr Marketing nachzudenken.

Erkennen Sie die Chancen und Risiken als Physiotherapeut für Ihre Praxis oder physiotherapeutische Abteilung.

Im weiteren Verlauf finden Sie eine Auswahl an Vorschlägen, wie Sie Ihr Marketing gestalten können und dauerhaft mit Ihrer Praxis erfolgreich sein werden.

Corporate Identity

C. Westendorf

C. Westendorf, A. Schramm, J. Schneider, R. Doll, *Marketing für Physiotherapeuten,*
DOI 10.1007/978-3-642-35153-2_2,

Wer hat diesen Begriff nicht schon gehört: Corporate Identity, oder die Abkürzung CI.

Eine Vielzahl von Büchern behandelt dieses Thema. Auch Bücher mit dem Thema „Corporate Identity in der Physiotherapiepraxis" gibt es.

Im Marketing wird der Corporate Identity als Überbegriff eine hohe Bedeutung zugeteilt.

2.1 Was ist CI?

Es handelt sich dabei um Ihre **Unternehmenspersönlichkeit** und ein **Kommunikationskonzept** Ihrer gesamten Praxis; Ihre unverwechselbare und starke Identität in allen Bereichen der Praxis und Ihrer Marketingmaßnahmen.

So muss Ihre festgelegte Schlüsselbotschaft Bestandteil Ihrer CI sein.

Ihr CI bleibt in den Köpfen der Ärzte, der Patienten und Ihrer Partner haften, positiv wie negativ. Aber nur mit einem positiven Image gewinnen Sie neue Kunden hinzu.

Das CI lässt sich zuerst in 3 Untergruppen aufteilen:

- Corporate Communications (CC),
- Corporate Behaviour (CB) und
- Corporate Design (CD).

Die Corporate Identity (CI) ist ein erzeugtes Bild der Praxis. Dieses Image entwickelt sich innen und außen und zeigt sich im Denken, Handeln und den Leistungen aller Beteiligten der Gemeinschaft als Ganzes.

2.1.1 Corporate Communications (CC)

Die Corporate Communications (CC) umschreiben die festgelegten Gepflogenheiten einer Praxis, mit der Sie und Ihre Kollegen mit z. B. Patienten, Ärzten und Lieferanten in Kontakt treten. CC umfasst Ihre gesamte Praxiskommunikation nach innen und außen. Hier wird das einheitliche Bild Ihrer Praxis geformt und gefestigt inklusive der Schlüsselbotschaft, die fester Bestandteil Ihrer CI sein sollte. Beispiel ist die Begrüßung am Telefon, die z. B. immer gleich lauten muss „Praxis für manuelle Therapie am Gänsemarkt …".

Praxis-Feedback

Dazu sagt Physiotherapeutin Sabine Westendorf:

„Stimmt. Gute Stimmung und ein wertschätzendes Verhalten im Team spüren auch die Patienten und fühlen sich jederzeit gut aufgehoben bei uns in der Praxis."

Hierzu zählt die Unternehmenswerbung, das **Corporate Advertising** genannt wird.

2.1.2 Corporate Behaviour (CB)

Das Corporate Behaviour (CB) behandelt das Benehmen und das Verhalten der Mitarbeiter, Kollegen und Praxisinhaber untereinander und gegenüber Patienten, Lieferanten, Ärzten und Kooperationspartnern. Durchaus veränderbar, muss es jedoch konsequent sein. Nur so erreichen Sie eine Glaubwürdigkeit gegenüben den oben genannten Gruppen. Das CB spiegelt einen Verhaltensgrundsatz wider wie z. B. die Begrüßung jedes Patienten vom Therapeuten per Handschlag mit einem freundlichen Lächeln, ohne Ausnahmen (s. auch das ▶ Praxis-Feedback).

2.1.3 Corporate Design (CD)

Das Corporate Design (CD) ist das visuelle Erscheinungsbild Ihrer Praxis, welches einheitlich sein sollte, d. h. die Gestaltung Ihrer Terminkarten, der Arbeitskleidung, Farben und auch Ihre Praxis an sich sind aufeinander abgestimmt und haben einen Wiedererkennungswert, z. B. benutzen Sie immer Umschläge in der gleichen Farbe mit dem Praxislogo (◘ Abb. 2.1).

Dazu gehört auch Ihre Musik, die Sie eventuell im Wartebereich oder in den Behandlungsräumen abspielen **(Corporate Sound)** – für überwiegend ältere Patienten beispielsweise klassische Musik, für die jüngere Generation eher die chilligeren Töne, stark im Beruf eingebundene Patienten freuen sich auch einmal über die Nachrichten.

Sinnvoll sind immer wiederkehrende Musikstücke, die von allen Physiotherapeuten Ihrer Praxis

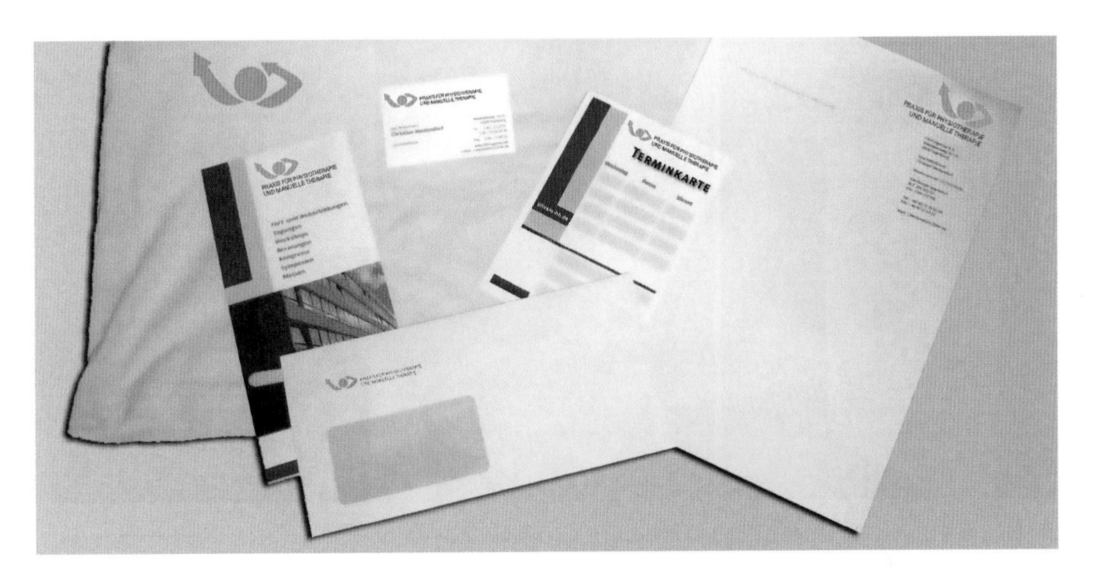

Abb. 2.1 Corporate Design: Geschäftsausstattung (© Franziska Thümler und Ronald Doll)

Tipp vom Anwalt

Der EuGH hat im Jahre 2012 entschieden, dass ein Zahnarzt für die in seinem Wartezimmer wiedergegebene Hintergrundmusik keine Vergütung an eine Verwertungsgesellschaft zahlen muss. Dies wäre nur bei einer sog. öffentlichen Wiedergabe der Fall, wenn zugleich Erwerbszwecke verfolgt werden. Das Wartezimmer des Arztes – Entsprechendes gilt für das Wartezimmer einer Physiotherapiepraxis – ist wegen des eingeschränkten Publikumsverkehrs in der Regel kein öffentlicher Raum. Die Patienten erleben die Wiedergabe der Musik eher zufällig und suchen nicht zu diesem Zweck die Praxis auf.
Sie können deshalb geeignete Hintergrundmusik in Ihrem Wartezimmer einsetzen, ohne hierfür Gebühren zahlen zu müssen.

gespielt werden und zu dem Gesamteindruck passen. Beachten Sie auch die Hinweise in der Infobox ► Tipp vom Anwalt.

Im Folgenden finden Sie ein Beispiel einer Checkliste, mit der Sie Punkt für Punkt überprüfen können, ob Sie dort jeweils Ihren CI-Richtlinien folgen.

Checkliste für Corporate Design

- Eigene Internetseite, externe Internetseiten und Verlinkungen
- E-Mail
- Anrufbeantworter
- Telefonbuch/Gelbe Seiten
- Werbung
- Sponsoring
- Geschenke
- Medienpräsenz
- Ärzte
- Visitenkarten
- Flyer
- Infrastruktur, u. a. Praxisschild
- Empfangstresen
- Flyer von Verbänden
- Therapeutenlisten
- Kooperationen
- Eigene Veranstaltungen
- Praxisausstattung
- Bankverbindung
- Praxisoutfit

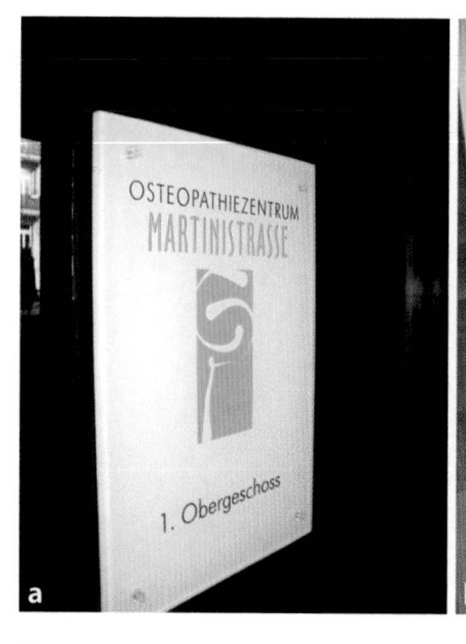

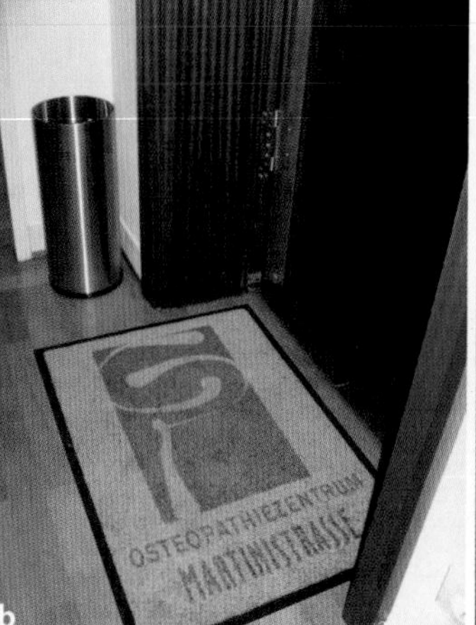

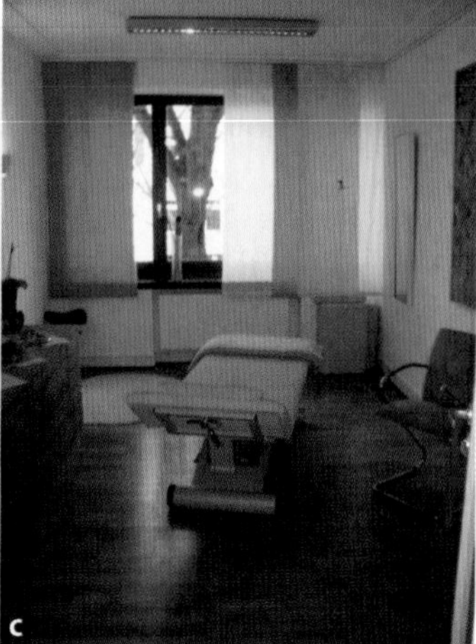

Abb. 2.2a–c Einheitliches Erscheinungsbild der Praxis (Praxis Martinistraße Hamburg): Einsatz des Praxislogos und Umsetzung im farblichen Gesamtkonzept (© Christian Westendorf)

Wichtig

Achtung: Das Corporate Design wird fälschlicherweise schon als die gesamte CI gesehen. CI ist aber mehr. Auch Themen wie die Praxisgeschichte mit Ihrer Philosophie oder Netzwerke gehören zu Ihrer Corporate Identity, Ihrem Praxisimage.

Schwierig wird es in größeren Praxen oder Kliniken, da alle Kollegen die festgelegte CI leben müssen, z. B. in der Kantine im Gespräch mit Kollegen, am Telefon mit Kunden und in der Benutzung der richtigen Briefpapiere und der Mailvorlage. Das ist schwierig. Die Mitarbeiter müssen sich mit der Physiotherapieabteilung, der Klinik, der Praxis identifizieren, gern dort mit den angebotenen Therapieformen arbeiten und gern Bestandteil des Ganzen sein. Das macht Ihre Imagebildung wesentlich einfacher.

So sollte beispielsweise jeder Kollege die gleichen wissenschaftlichen Kenntnisse, z. B. durch Fortbildungen, mitbringen.

Sind Sie allein in der Praxis, haben Sie es etwas einfacher. Sie müssen überzeugt sein von Ihrer Schlüsselbotschaft. Und das sind Sie, weil Sie diese selbst festgelegt haben. Konzentrieren Sie sich einfach auf Ihre Schlüsselbotschaft! Diese muss sich in allen CI-Themen wiederfinden. Das spürt und sieht der Patient ebenfalls.

Der fachliche Erfolg ist hier nicht gemeint. Hier ist der erste Eindruck der entscheidende Faktor Ihres Erfolges. Es gibt bekanntlich keine zweite Chance für den ersten Eindruck.

Am Beispiel einer Praxisvisitenkarte wird dies deutlich: Ein frisch am Knie operierter Patient benötigt Physiotherapie. Ein Arzt empfiehlt eine Praxis, deren Visitenkarte er dem Patienten gibt. Auf der Visitenkarte stehen der Name des Physiotherapeuten und 20 Behandlungsmethoden, die der Therapeut anbietet.

Man glaubt, dass der Mensch sich alle 20 Sekunden eine neue Sache merken kann. Auf der Visitenkarte merkt er sich also maximal Ihren Namen. Eine Umfrage im Hause FiHH das Fortbildungsinstitut unter 20 Patienten hat ergeben, dass diese zum einen 9 von 10 Therapiearten nicht kennen und zum anderen die Patienten 7 von 10 Therapiearten nicht lesen. Positive Stimmung durch ein Logo wird hier gar nicht erzeugt. Das heißt, die Visitenkarte in der Empfehlung des Arztes verfehlt das Ziel. Gibt nun der Arzt eine 2. Empfehlung per Visitenkarte, die diese Kriterien erfüllt, dann bekommt diese Praxis den Patientenzuschlag.

2.2 CI im Praxisalltag

Sie entwickeln eine eigene CI mit Ihrem eigenen **Logo**, welches Sie überall platzieren. Mit diesem Logo und mit allem, was sie nach außen tun, betreiben Sie Corporate Communications: jegliche Werbung, auch die Terminkarte, Ihr Regenschirm, Ihr sichtbares Praxisschild, Ihre Ansage auf dem Anrufbeantworter, Ihr Brief an einen Arzt (■ Abb. 2.1).

Sie können Ihre Schlüsselbotschaft mehrfach präsentieren. Sobald Sie Menschen im Arbeitsumfeld begegnen, betreiben Sie Corporate Communications, in Gesprächen mit Ärzten, Postboten, Lieferanten, Verbänden, dem Hausmeister, den Nachbarn usw.

Nur wer emotional überzeugend immer wieder seine Schlüsselbotschaft freundlich, aber bestimmt präsentiert, wird dauerhaft erfolgreich sein und überzeugend und ehrlich wirken. Es entsteht eine Basis für Vertrauen der Patienten in Ihre Arbeit, die so wichtig ist im Gesundheitsbereich.

Des Weiteren muss Ihr Erscheinungsbild sich dem CI anpassen (■ Abb. 2.2). Betreiben Sie eine Kindertherapiepraxis, dann müssen Sie sich im Wartebereich, im Behandlungsraum darauf einstellen. Spielzeug, Malbücher und vielleicht ein Foto Ihrer eigenen Kinder spiegeln Kinderfreundlichkeit wider. Nur wenn Sie von den Patienten/ -eltern als ehrlich und authentisch eingestuft werden, geben Eltern Ihre Kinder zu Ihnen in die Behandlung.

Darüber hinaus gehört zu diesem Punkt, aber durchaus auch zum CD, u. a. Ihre Pressearbeit und ggf. Sponsoring, denn hier wird bekanntlich empfohlen, dass Sie immer das gleiche Logo verwenden.

Wichtig

Es gibt Physiotherapeuten, die in mehreren Praxen selbstständig aktiv sind und an den unterschiedlichen Orten unterschiedliche CI nutzen. Da ist es schwierig, ehrlich und überzeugend zu wirken. Es hilft, sich eigene „Eselsbrücken" zu bauen, indem Sie z. B. das Praxisschild oder die Schlüsselbotschaft für Sie sichtbar aufhängen oder in Form eines kleinen Zettels hinter den Tresen.

Unterschiedliche Identitäten machen immer dann Sinn, wenn an den beiden oder mehreren Orten eine komplett andere Schlüsselbotschaft definiert wurde.

Das ist nicht einfach in der Praxis, aber durchaus sinnvoll.

Namensänderungen der Praxis, Verlegungen des Therapieschwerpunktes sowie eine Veränderung der Schlüsselbotschaft sind gut vorzubereiten und in das CI zu integrieren.

Verfolgen Sie immer Ihr definiertes Ziel.

Tipp vom Grafiker

So kann der Auftrag an einen Grafiker aussehen:
- 3 Entwürfe bzw. Varianten, Auswahl und Anpassung (Ihr favorisierter Entwurf wird Ihren Vorstellungen entsprechend optimiert).
- 1 Reinzeichnung des freigegebenen Entwurfs (Logodatei als Gif/JPG (für Web/Word in RGB) und hochauflösend als EPS oder PDF (für den Druck in CMYK – Vorteil: Dieses Datenformat ist verlustfrei auf alle Größen und für alle Anwendungen skalierbar).
- Uneingeschränkte Nutzungsrechte (national)

Solch ein Paket gibt es schon ab 400 Euro am Markt.

2.3 Chance Neugründung

Tipp

Planen Sie Ihre Existenzgründung oder eröffnen Sie eine neue Praxis? Das ist die Chance, gleich alles Ihrem Marketing entsprechend aufzubauen. Es gibt keine Altlasten. Sie können Schritt für Schritt die Themen durchgehen.

Lassen Sie von einer Werbeagentur ein eigenes **Praxislogo** kreieren. Die Werbeagentur soll Ihnen einen Festpreis machen, Ihnen die Rechte des Logos ohne Einschränkung übergeben und die Rechte von eventuell verwendeten Bildern im Logo gleich mit einkaufen und übergeben. Lassen Sie sich vorher ein Angebot erstellen.

Auch bei einer **Namensfindung** hilft die Agentur Ihnen. Hilfreich ist die vorher definierte Schlüsselbotschaft anhand Ihres definierten Zieles. Seien Sie vorsichtig mit „lustigen" Praxisnamen und zweideutigen Begriffen!

Ein Beispiel für einen Auftrag an den Grafiker zeigt die Infobox ► Tipp vom Grafiker.

Das **Verbandslogo** eines physiotherapeutischen Berufsverbandes oder des Verbandes Ihrer Haupttherapieart empfinden Patienten oft als beruhigendes Merkmal ihrer Arbeit. „Die Person kann nicht schlecht sein …" Es ist für sie eine Art Qualitätsmerkmal. Fordern Sie es bei dem jeweiligen Verband an. Das ist in der Regel kostenfrei und schnell möglich (s. auch ► Tipp vom Anwalt).

2

Tipp vom Anwalt

Klären Sie vorher mit dem Verband ab, ob Sie das Logo kostenfrei für Ihre Werbung benutzen dürfen. Bei der Verwendung eines anderen Logos sollten Sie durch die Werbeagentur oder einen Rechtsanwalt prüfen lassen, dass Sie keine Urheber- oder Markenrechte verletzen.

Lassen Sie es sich per Mail zusenden, dann haben Sie gleich die Genehmigung schriftlich und können das Logo in Ihren Medien einsetzen.

Das Logo und Ihr Name müssen positiv wahrgenommen werden und am besten kurz sein. So gelingt es Ihnen schnell, dauerhaft einen Wiedererkennungswert zu schaffen. Nehmen Sie z. B. keine Spritzen oder Verbände in das Logo. Das schreckt ab und impliziert Schmerzen. Keine Praxis sollte sich mit Schmerzen eine Identität aufbauen wollen. Vermeiden Sie auch Farben, die in der Medizin für Krankheit oder Schmerz stehen (s. auch ▶ Tipp vom Grafiker).

Gibt es etwas Typisches für Ihre Haupttherapieart? Einen speziellen Griff oder das Krankheitsbild des Patienten an sich? Kindertherapie? Dann versuchen Sie, diese Schlüsselbotschaft im Logo unterzubringen (◘ Abb. 2.3).

Zeigen Sie den Entwurf des Logos Freunden und lassen Sie sich Feedback geben. Besonders die erste Reaktion zeigt Ihnen, wie gut Ihr Logo ist.

Aber auch hier gilt: Weniger ist mehr. Einzig und allein der Wiedererkennungswert und der positive Eindruck sind entscheidend für z. B. den Patienten, ob er es gut findet oder nicht. Verbindet dieser positives mit Ihrem einzigartigen Namen und Logo, dann erinnert er sich gern an Sie.

Wichtig
Ein schönes Logo allein hilft nicht, um gutes Marketing betreiben zu können.

Ein Logo ist ein Teil des Ganzen. Unter anderem ist das CB hier nicht zu unterschätzen. Kollegen und Mitarbeiter müssen das Logo und die Schlüsselbotschaft ebenso tragen und kommunizieren. Da hilft es, wenn alle Beteiligten ebenfalls davon überzeugt sind.

Sagen Sie also intern allen, warum dieses Logo gewählt wurde, und was für eine Information dahintersteht. Das hilft bei der Identifikation.

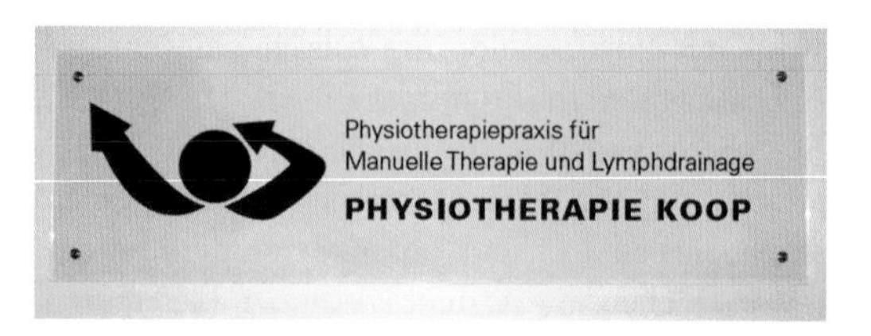

◘ **Abb. 2.3** Beispiel eines gelungenen Praxislogos (© Franziska Thümler)

Tipp vom Grafiker

Wenn Sie hier unsicher sind (auch etwa bei den Farben), lohnt sich die Beauftragung eines Grafikers (Kosten siehe weiter oben). Persönliche Vorlieben sind oft ein Hindernis bei der professionellen Umsetzung mit dem Ziel, möglichst viele Menschen ohne Hemmschwellen zu erreichen.

Sie haben nun ein Logo, einen schönen Namen, und Sie verwenden diese neuen Errungenschaften im Praxisalltag. Des Weiteren verwenden Sie die Schlüsselbotschaft zusätzlich in Ihrer Sprache, in Ihrem Führungsstil und Ihrer Motivation.

Sie übernehmen schnell eine Praxisidentität im Verhalten, wenn Sie es vorgelebt bekommen. Ein gleiches Auftreten z. B. bleibt besser im Kopf eines Arztes haften und hinterlässt ein professionelles Bild. „Ach Sie gehören zur Praxis HH-City …".

Wichtig
Es sind die Menschen, die das Praxis CI leben.

Am Ende entwickelt sich ein eigenes **Corporate Image**, das sogenannte Fremdbild.

Der Vollständigkeit halber folgen weitere Bestandteile des CI:

- Über das CD hinaus gibt es das **Corporate Wording (CW).** Hier können Sie bestimmte Sätze und Wörter festlegen, die im Zusammenhang mit z. B. der Therapie gesagt werden müssen, beispielsweise muss der Therapeut sagen, dass er gerade einen speziellen Griff aus der Manuellen Therapie anwendet.
- Das **Corporate Clothing** (auch CC) als Untergruppe des CD kann das einheitliche optische

Bild, z. B. anhand von Kleidungstücken festlegen.

- Das **Corporate Image** ist der „gute Ruf“ der Praxis. Patienten kommen gern zu Ihnen, möchten dazu gehören, Ärzte arbeiten gern mit Ihnen zusammen, usw.
- Die **Corporate Philosophy** beschreibt die ursprüngliche Idee des Praxisgründers. Welche Werte sind ihm wichtig, wie werden diese gelebt und in der Schlüsselbotschaft dargestellt.
- **Corporate Culture** konkretisiert diese Philosophie auf der Verhaltensebene aller Mitarbeiter und Kollegen.
- **Corporate Language** ist die Sprache, die in der Praxis bewusst gesprochen wird.

In größeren Unternehmen können diese Punkte durchaus eine tragende Rolle spielen. In kleineren Praxen ist es nicht unbedingt notwendig, so in Tiefe des CI zu gehen.

Fazit

Die Entwicklung eines eigenen CI ist wichtig, erfolgt langfristig und kostet wenig Geld, jedoch eher Zeit, denn am Ende sind es die Menschen, die die Praxisidentität leben.

Das Image der Praxis muss sich entwickeln.

Sie können dazu Ihre Schlüsselbotschaft nutzen, indem Sie diese immer, überall und immer gleich nutzen. Darüber hinaus gilt: Weniger ist mehr! Konzentrieren Sie Ihre Kernaussage in Wort, Schrift und Bild, und das möglichst schön, positiv und klar! Da haben Sie eine funktionierende Corporate Identity!

Werbemittel für die Praxis

A. Schramm

C. Westendorf, A. Schramm, J. Schneider, R. Doll, *Marketing für Physiotherapeuten*,
DOI 10.1007/978-3-642-35153-2_3,

Sobald Ihre Werbeziele und Zielgruppen wie in den vorherigen Kapiteln beschrieben definiert sind, gibt es verschiedene Wege und Mittel, um auf Ihre Praxis aufmerksam zu machen. Dafür benötigen Sie eine Werbebotschaft. Diese soll glaubhaft, originell, einzigartig, zur Zielgruppe passend gestaltet und natürlich gültig und nachprüfbar sein. Diese Werbebotschaft ist jedoch erst nur die Idee. Sie brauchen die Werbemittel, also die verschiedenen Instrumente, sowie die Werbeträger, die entsprechenden Medien, um die Botschaft zu Ihrer Zielgruppe zu transportieren.

Egal, für welches Instrument oder für welche Kombination von Maßnahmen und Medien Sie sich entscheiden: Sie sollten stets einen Wiedererkennungswert haben (◘ Abb. 3.1). Das schaffen Sie mit Ihrem ganz persönlichen Logo und Ihrer gewählten Praxisfarbe und Schrifttype, die Sie in all Ihre Werbemittel einbinden sollten. Die Bestandteile der Corporate Identity (CI) und deren Bedeutung haben Sie bereits im vorherigen Kapitel kennengelernt. In diesem Kapitel geht es nach Hinweisen zur Logoentwicklung um die Möglichkeiten, mit denen Sie für Ihre Praxis werben können, und Sie erhalten Tipps zur konkreten Umsetzung.

3.1 Logoentwicklung

Ein individuelles Praxislogo ist ein wichtiger Schritt zur Markenbildung und soll Sie idealerweise in Ihrer ganzen beruflichen Tätigkeit begleiten. Daher soll es auch stets auf Ihren Werbemitteln seinen Platz erhalten. Sofern Sie noch kein Logo haben, investieren Sie einmalig bewusst Zeit für die Planung und Geld für eine gute Umsetzung. Denn welche Form, Farbe, Schrifttype oder andere charakteristische Merkmale gewählt werden, sollte gut überlegt sein. Es wäre fatal, ein Logo nach Einführung auf all Ihren Drucksachen wieder zu ändern.

Beantworten Sie sich vor der Gestaltung folgende Fragen:
- Welches Alleinstellungsmerkmal hat Ihre Praxis?
- Welche Werte sollen mit Ihrer Praxis assoziiert werden (z. B. dynamisch, jung oder eher solide, seriös)?

Tipp vom Anwalt

Achten Sie darauf, dass Sie mit Ihrem Logo keine Markenrechte Dritter verletzen und eine Verwechslungsgefahr mit anderen Unternehmen vermeiden. Hierum kümmert sich in der Regel die Werbeagentur, wenn diese das Logo entwirft. Lassen Sie sich die Rechtesituation möglichst verbindlich zusichern. Wenn Sie das Logo selbst entwerfen, lassen Sie es zur Sicherheit rechtlich prüfen.

- Welche Ziele verfolgen Sie, und welche Zielgruppen sprechen Sie an?
- Passen das gefertigte Design, Form und Farbe zur Branche?
- Soll ein Schriftzug oder Claim mit in das Logo integriert werden?

Befolgen Sie – neben den Anregungen in den Infoboxen (▶ Tipp vom Anwalt und ▶ Tipp vom Grafiker) – folgende **Hinweise:**
- Weniger ist häufig mehr.
- Das Logo muss schnell zu erfassen, leicht zu merken und wiedererkennbar sein.
- Ihr Logo muss unverwechselbar sein und sollte nicht mit anderen Dingen assoziiert werden.
- Erfolgreich sind häufig Wort-Bild-Marken: Kombinieren Sie ein grafisches Zeichen mit einem Schriftzug, z. B. Name der Praxis plus Schwerpunkt oder Slogan.
- Ihr Logo muss auch in schwarz-weiß (z. B. gefaxt) sowie in Farbe und auf allen Materialen druckbar und wirksam sein.

3.2 Praxisschild, Briefpapier und Visitenkarten

Zur Basisausstattung der Werbemittel sollte auf jeden Fall das Praxisschild gehören. Platzieren Sie Ihr Schild draußen so, dass man es auch von weitem und in der Dunkelheit erkennen kann. Mittels Spot können Sie Ihr Schild sogar beleuchten. Zudem brauchen Sie ein Schild am Hauseingang, im Fahrstuhl, auf Ihrer Etage und an der Eingangstür. Wenn Sie neue Praxisräume beziehen, fragen Sie Ihren Vermieter nach eventuellen Vorgaben, die Sie einhalten sollen, bevor Sie die Schilder anbringen.

Tipp vom Grafiker

Anregungen finden Sie im Internet. Sie können einfach mal „Logo Physiotherapie" eingeben und Bilder anzeigen lassen. Was spricht Sie an, welches könnten Sie sich für Ihre Praxis vorstellen? Mit dieser Auswahl können Sie selbst kreativ werden oder einen Grafiker suchen (über das Internet oder Bekannte). Dieser macht Ihnen nach einem Gespräch über Ihre Vorstellungen mehrere Vorschläge, die Sie dann bewerten können. Mit diesen Infos kann dann am finalen Logo gearbeitet werden. Am Ende erhalten Sie skalierbare Druckdateien.
Zeitfaktor: um die 12 Stunden. Kostenfaktor: 50–100 Euro pro Stunde, oder Sie vereinbaren einen Pauschalpreis.

Schließlich wollen Sie nicht Ihren nächstmöglichen Kunden, der Interessensgemeinschaft der Wohnanlage, auf die Füße treten.

Die in der Übersicht gelisteten Angaben sollte Ihr Praxisschild enthalten.

Angaben auf dem Praxisschild
- Praxisname
- Ihr Name
- Öffnungszeiten
- Ihre besonderen Leistungen oder spezielle Therapieformen
- Telefonnummer für Terminvereinbarung
- Web-Adresse
- Abrechnung: Privat und alle Kassen
- Logo
- Slogan, falls vorhanden
- Ihre Corporate-Design-Farben

Ebenso wie das Praxisschild zählen zur Grundausstattung:
- professionell erstellte Visitenkarten,
- Briefbögen und
- Terminzettel.

Auch hier kommt Ihr Logo sowie Ihre gewählte Hausschrift (Schrifttyp und -farbe) zum Einsatz. Es gibt bereits viele günstige Anbieter, bei denen Sie sich beispielsweise Visitenkarten und Terminzettel drucken lassen können. Es spricht natürlich nichts

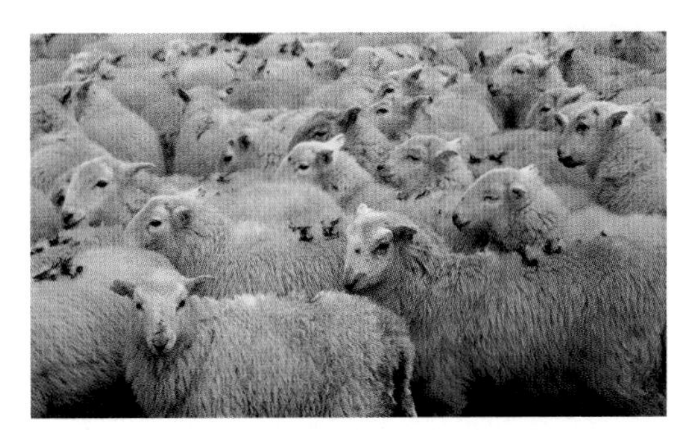

Abb. 3.1 Hoher Wiedererkennungswert durch Werbemittel: Aus der Menge herausstechen. (© Gail Johnson/Fotolia.com)

Tipp vom Grafiker

Gestaltung
Ein Grafiker braucht für eine komplette Geschäftsausstattung um die 15 Stunden, Kostenfaktor: 50–100 Euro pro Stunde

Druck
Wenn Sie selbst aktiv werden möchten, sich ein wenig mit Druckvorlagen auskennen und mit Standardqualität zufrieden sind, können Sie Ihre Drucksachen bei einer Online-Druckerei in Auftrag geben (1000 Briefbögen ca. 50 Euro, 500 Visitenkarten ca. 20 Euro). Wenn Sie das nicht können, berät Sie gern die Druckerei in Ihrer Nähe oder Ihr Grafiker. Diese Dienstleistung und das Besondere sind natürlich teurer (4 Sonderfarben, Spezialpapier: 1000 Stück 400 Euro).

dagegen, fordern Sie jedoch vorher ein Muster an, damit Sie die Papierqualität beurteilen können – v. a. bei Visitenkarten gibt es zahlreiche Gestaltungsvariationen und Unterschiede in der haptischen Wahrnehmung. Siehe dazu auch den ▶ Tipp vom Grafiker sowie das ▶ Praxis-Feedback (s. Infoboxen).

3.3 Eintrag in Branchenbücher und Online-Suchverzeichnisse

Wenn Patienten auf der Suche nach einem neuen Physiotherapeuten sind, schauen Sie – vermutlich abhängig vom Alter – in das örtliche Telefonbuch, ein Branchenbuch, wie etwa die Gelben Seiten, rufen bei der Telefonauskunft an oder suchen durch

3

Praxis-Feedback

Dazu sagt der Physiotherapeut Devrim Özkan:

„Wir haben ganz ähnliche Erfahrungen machen dürfen, und können nur jedem Kollegen raten, sich mit dem Thema intensiv zu beschäftigen. Bei uns lief es beispielsweise so ab: Unser individuelles Praxislogo, -name und Corporate Design entwickelte sich während der einzelnen Bauphasen mit zunehmender Gestaltung und Einbeziehung neuer Materialien unter Einbezug der schon vorhandenen Merkmale der Immobilie.
Der **Praxisname** wurde schnell festgelegt. Denn ein Jahrzehnte altes Wahrzeichen Münchens, die Skyline-Diskothek mit ihrer wunderschönen Aussicht auf die Stadt mit Blick aus einer Glasrolle auf die Alpen, wird nun eine Physiotherapiepraxis.
Das **Praxislogo:** Hier wurden wir von der Form der Glasrolle inspiriert. Die runde Form sollte nicht nur den Namen umschließen, sondern eben auch an die Glasrolle bzw. an die Aussicht erinnern.
Corporate Design: Hier haben wir uns für die Materialien Kupfer, Beton, Eiche und die Farbe Weiß festgelegt, da sowohl die Materialien als auch die Farbe zeitlos sind. Diese beiden dominanten Wiedererkennungsmerkmale mussten sowohl im Namen als auch im Logo eingehalten werden. Resultat: Skyline Therapie Training."

Eingabe ihrer Postleitzahl oder ihres Orts über Suchmaschinen oder spezielle Online-Verzeichnisse. Nutzen Sie sowohl die Print- als auch Onlineangebote und lassen Sie sich mit Ihrem Namen und Ihren Kontaktdaten verzeichnen. Für detailliertere Angaben müssen Sie – abhängig vom Umfang Ihres Eintrags – mit einer monatlichen oder Jahresgebühr rechnen.

Wichtig

Lesen Sie die Angebote ganz genau durch. Wer steckt hinter der Offerte? Was ist gratis, und welche Leistung kostet und wie viel? Haben Sie über den Grundeintrag hinaus einen deutlichen Mehrwert, wie z. B. die Möglichkeit, Praxisbilder hochzuladen? Ansonsten nehmen Sie lieber Abstand vom Angebot.

Checkliste für Verzeichnisanbieter

- Ist das Verzeichnis tatsächlich verfügbar? Prüfen Sie es online oder bestellen Sie sich ein kostenloses Ansichtsexemplar.
- Wer steckt hinter dem Angebot? Schauen Sie ins Impressum.
- Ist Ihr Eintrag oder der Ihres Kollegen aktuell? Achtung bei Karteileichen!
- Hat es ausreichend Inhalte? Überblicken Sie die Anzahl der Einträge.
- Sind für Patienten dienliche Informationen enthalten, wie Therapieschwerpunkte, Telefon, Fax, E-Mail, Website, Öffnungszeiten, Anfahrt?
- Spricht das Verzeichnis die gewünschte Patientenschaft an?
- Sind kostenlose und kostenpflichtige Bestandteile klar gekennzeichnet?
- Bei kostenpflichtigem Angebot: Ist das Preis-Leistungs-Verhältnis plausibel?
- Wie lang ist die Vertragsbindung bzw. Kündigungsfrist?
- Wie weit ist das Verzeichnis verbreitet? Hat es seriöse Partner?
- Datenschutz: Sind die Adressdaten online gegen automatisiertes Abgreifen von Spammern geschützt?
- Wirbt der Verzeichnisbetreiber womöglich sogar eine Seite weiter mit dem Verkauf der Adresse (Adress-Broking)?
- Führt das Angebot womöglich in wenigen Klicks zu zweifelhaften Angeboten?

3.3.1 Beispiele von Online-Suchverzeichnissen (ohne inhaltliche Bewertung)

www.physio-deutschland.de

Diese Suche betreibt der Deutsche Verband für Physiotherapie (ZVK) e. V., Köln. Über Freitextfelder können Patienten nach Qualifikationen, Postleitzahl oder Ort mit einer Umkreisbegrenzung in Kilometern suchen. Verzeichnet sind die bundesweiten Mitglieder des Verbands.

Tipp vom Anwalt

Bei ehrverletzenden und geschäftsschädigenden Äußerungen müssen Sie notfalls gegen den Autor gerichtlich im Wege einer einstweiligen Verfügung vorgehen. Daneben können Sie auch vom Betreiber des Forums die Löschung verlangen. Denken Sie jedoch daran, dass Sie schnell reagieren müssen, wenn Sie einstweiligen Rechtsschutz in Anspruch nehmen wollen.

www.physiotherapeuten-online.de

Bei dem Verzeichnis der Desimed GmbH & Co. KG, Badenweiler, können Patienten über die Schnellsuche mit Angabe von Postleitzahl, Ort oder Name oder ausführlicher bei der Profisuche zusätzlich nach Name, Therapiemethode, wie Akupressur, oder Ausstattungsmerkmal, wie Heißluft, einen Therapeuten suchen. Bei der Profisuche erfolgt eine Weiterleitung auf www.desicare.de. Laut eigenen Angaben sind 43.127 Physiotherapeuten verzeichnet, davon 385 mit erweiterten Einträgen und 990 mit eigener Website.

Kostenfreier Standardeintrag mit bis zu 10 Therapiemethoden und Link zur Website. Der erweiterte Eintrag mit bis zu 40 Therapiemethoden, Ausstattungsmerkmale sowie Verlinkung zur Website ist kostenpflichtig.

www.physio.de

Auf dem Portal des Betreibers physio.de Informationsdienste GmbH, Berlin, finden Patienten Praxen für Physiotherapie/Krankengymnastik, Osteopathie, Massage, Ergotherapie und Logotherapie. Patienten können die Suche eingrenzen, indem sie z. B. eine besondere Qualifikation, wie „Bobath für Kinder", oder bei der Ausstattung (z. B. „Reizstromgerät") wählen. Ebenso können Patienten die Felder „Hausbesuche" oder „behindertengerechter Zugang" anklicken.

Kostenloser Eintrag mit Kontaktdaten, Angabe der anerkannten Zulassungserweiterung und anderen Fortbildungen sowie Praxisausstattung. Weitere Preislisten und Rahmenverträge sind erst nach Anmeldung einsehbar.

www.deutsche-therapeutenauskunft.de

Betreiber des Portals ist die DGA Medien GmbH, Gelsenkirchen. Patienten können hier Therapeuten aus den Fachrichtungen Ergotherapie, Logopädie und Physiotherapie suchen. Dabei können sie sich auf den Online-Präsentationen der Mitgliedtherapeuten einen ersten Eindruck von Praxisausstattung, Leistungsspektrum und Praxisteam verschaffen.

Der Basiseintrag (Name, Adresse, Telefonnummer, Website) ist kostenlos. Eine Direktverlinkung zur eigenen Website kostet 2,80 Euro pro Monat. Die Kosten für die Online-Präsentation betragen monatlich 11,60 Euro.

3.4 Online-Bewertungsportale

Umzug in eine neue Stadt, spezielle Behandlungsform gewünscht oder Unzufriedenheit mit dem bisherigen Therapeuten – es gibt viele Gründe, warum Patienten einen neuen Physio suchen. Neben Empfehlungen von Freunden und Verwandten setzen immer mehr Patienten auf das Internet und ziehen Portale, wie www.jameda.de, www.kennstdueinen.de oder www.qype.de zu Rate.

Die Basis dieser Portale ist in der Regel eine Datenbank mit Adressen von niedergelassenen Ärzten und Zahnärzten, häufig auch Kliniken und manchmal auch nichtärztlicher Heilberufler, wie Apotheken, Heilpraktikern oder eben Physiotherapeuten. Anonym oder mit Angabe der eigenen E-Mailadresse können die Nutzer durch Eingabe ihrer Postleitzahl oder ihres Ortes den gewünschten Therapeuten suchen, die vorhandenen Bewertungen lesen oder selbst beurteilen. Je nach Portalbetreiber geschieht dies über die Vergabe von Punkten, dem Schulnotenprinzip oder Sternen. Bewertet werden können der Therapeut selbst, aber auch die Praxisorganisation und der Service wie Wartezeiten, Erscheinungsbild der Räumlichkeiten sowie die Freundlichkeit des Personals. In einem häufig vorhandenen Freitextfeld können User ihren persönlichen Eindruck nochmals mit eigenen Worten verfassen wie „zu lange Wartezeiten", „kurz angebunden", aber auch durchweg positive wie „nimmt sich viel Zeit" oder „Praxis sehr zu empfehlen". Werturteile wie „dieser Therapeut ist unfreundlich" müssen Sie leider hinnehmen, sofern sie nicht ehrverletzend sind oder Schmähkritik darstellen. Bei unwahren Tatsachenbehauptungen können Sie den Betreiber des Forums (Pflichtangabe im Impressum) anschreiben und die Entfernung des Eintrags verlangen (s. dazu auch den ▶ Tipp vom Anwalt in der Infobox). Grundsätzlich sind die Betreiber verpflichtet, bewertete Therapeuten zu informieren. Jedoch reagieren einige Portale nicht auf diese Vorgabe.

Tipp

Nutzen Sie Bewertungsportale als Marketinginstrument, indem sie zufriedene Patienten auf die Empfehlungslisten und die Möglichkeit der Bewertung hinweisen.
Sie können auch von Ihrer Website zu Ihrem favorisierten Portal verlinken.

3.5 Flyer und Patientenbroschüren

Zu Ihren Werbemitteln sollten ebenfalls Prospekte und Handzettel, die sog. Flyer, gehören. Ein gängiges Format ist DIN A6 mit bedruckter Vorder- und Rückseite. Diese Flyer können Sie gezielt für Werbung einsetzen, z. B. wenn Sie eine neue Leistung anbieten, ein neues Teammitglied vorstellen oder einen Patientenvortrag ankündigen möchten. Sie können sie in Ihrer Praxis am Empfang und im Wartebereich auslegen – am besten in einer Halterung statt eines Zettelhaufens.

Sofern Sie oder ein Mitarbeiter eine künstlerische Ader besitzen, können Sie die Flyer selbst gestalten. Möchten Sie diesen auch selbst ausdrucken, brauchen Sie aber einen guten Drucker und gutes, festes Papier. Bedenken Sie jedoch: Sie stehen mit Ihrer Praxis für Qualität – dementsprechend sollten auch Ihre Werbemittel aussehen, sonst fällt der schlechte Eindruck auf Ihre Arbeit zurück. Überlegen Sie daher, ob sich die Investition in eine Grafikagentur und Druckerei nicht doch lohnt.

Tipp

Freie Grafiker sind oftmals günstiger als große Agenturen.

Gestaltungstipps für Flyer und Broschüren

- Befolgen Sie das **AIDA-Prinzip** von Elmo Lewis:
  - **A**ttention – Die Aufmerksamkeit des Kunden anregen.
  - **I**nterest – Das Interesse für das Produkt wecken.
  - **D**esire – Der Wunsch, das Produkt zu besitzen, ist vorhanden.
  - **A**ction – der Kunde kauft wahrscheinlich das Produkt.
- Menschen sind visuelle Wesen: Wählen Sie ein passendes Bild als Blickfang.
- Verwenden Sie eine einfache Schriftart ohne Schnörkel – am besten Ihre Hausschrift.
- Die Schrift muss groß genug sein.
- Gehen Sie sparsam mit Formatierungen wie fett, kursiv und Unterstreichungen um.
- So wenig Inhalte wie möglich – nur die Kernbotschaft vermitteln.
- Schreiben Sie kurze, verständliche Sätze.
- Gliedern Sie diese mit Absätzen und Zwischenüberschriften.
- Überfrachten Sie den Flyer nicht mit Text und Grafiken – lassen Sie Raum.
- Basics wie Kontaktdaten, Wegbeschreibung und Öffnungszeiten dürfen nicht fehlen.

Flyer dienen zu Kurzinformationen und Ankündigungen. Ausführlicher und dementsprechend umfangreicher sind Vorstellungsfolder und Patientenbroschüren, die Sie für längere Zeit verwenden. In diesen können Sie ausführlich Ihre Praxis mit Mitarbeiter vorstellen, oder Sie erläutern Behandlungsmethoden, die Sie anbieten. So kann sich der Patient schon vor der Behandlung informieren. Falls Sie ein Werbe-Mailing planen, achten Sie darauf, dass das Gewicht von Ihrem Vorstellungsfolder und einem Anschreiben nicht das Standardporto überschreiten – sonst wird es teuer. Ebenfalls können Sie Servicebroschüren für Patienten erstellen, in denen Sie beispielsweise Tipps und Übungen für ein rückenschonendes Leben geben.

Tipp vom Grafiker

Gestaltung

Ein Grafiker braucht für ein 6-seitiges Faltblatt (Leporello) DIN lang um die 10 Stunden, Kostenfaktor: 50–100 Euro pro Stunde

Druck

Auch hier gilt: Mit ein wenig Know-how Ihrerseits druckt eine Online-Druckerei 1000 Faltblätter für ca. 65 Euro. Wenn Sie Druckdaten nicht selbst erzeugen können, müssen Sie für 1000 Stück mit 220 Euro rechnen.

Tipp

Erstellen Sie die Flyer und Patientenbroschüren auch in ausländischer Sprache, entsprechend Ihrer Kundschaft z. B. auf Türkisch und Russisch – das ist ein toller Service.

Weitere Hinweise enthält die Infobox ▶ Tipp vom Grafiker.

3.6 E-Mail-Newsletter

Kontinuierlich informierte Patienten fühlen sich Ihrer Praxis verbunden. Durch einen monatlichen E-Mail-Newsletter stehen Sie in regelmäßigen Abständen mit Ihren Patienten im Kontakt und können sie über alles Wissenswerte informieren: neue Kollegen, neue Mitarbeiter, neue Geräte, neues Leistungsangebot, neue Serviceangebote, wie Behandlungszeiten am Wochenende, Urlaubszeiten der Praxis, Vortragstermine, neu gestalteter Internetauftritt, oder Sie weisen auf Berichterstattungen in den Medien hin, wie auf einen Artikel der Lokalzeitung über Ihre Praxis.

Dabei ist ein Newsletter, den Sie per E-Mail versenden können, die weniger zeitaufwendige und kostengünstigere Variante verglichen mit dem Postversand. Hier erstellen Sie knappe Textinformationen – als Nur-Text-Format ohne Gestaltungsaufwand oder formatiert in HTML mit Hintergrundfarben, Schriftformatierungen, Grafiken und Bildern. Für den Versand brauchen Sie natürlich die E-Mail-Adressen Ihrer Patienten und die Erlaubnis, sie zu beschicken (s. jedoch dazu den ▶ Tipp vom Anwalt in der Infobox).

Tipp vom Anwalt

Um nicht gegen das Gesetz gegen unlauteren Wettbewerb (UWG) zu verstoßen, benötigen Sie vor der Versendung die ausdrückliche – zu Beweiszwecken am besten schriftliche – Einwilligung Ihrer Patienten. Diese darf nicht versteckt in vorformulierten Vertragsbedingungen enthalten sein, sondern sollte deutlich abgegrenzt, z. B. auf dem Aufnahmebogen, abgedruckt und gesondert angekreuzt oder unterschrieben werden müssen.

Das Unternehmen Absolit hat sich Art und Größe von insgesamt 40.421 deutschsprachigen E-Mail-Serienbriefen angesehen: Die meisten Newsletter (64 %) werden im HTML-Format mit Bildern verschickt, 5 % versenden einfach formatierte HTML-Mails ohne Bilder, 27 % nutzen das einfache Textformat, und 4 % der Unternehmen entscheiden sich für das PDF-Format im Anhang. Das Datenvolumen beträgt zwischen 100 Kilobyte (KB) bis hin zu 1,3 Megabyte (MB). In der Regel sollten Newsletter 1–2 MB nicht überschreiten, damit sie das Postfach des Empfängers nicht blockieren.

Laut der Newsletter-Studie von Jakob Nielsen liegt die durchschnittliche Verweildauer nach dem Öffnen des Newsletters bei 51 Sekunden. Sorgen Sie daher für eine schnelle Orientierung.

Beginnen Sie mit der persönlichen Anrede und einem Inhaltsverzeichnis, denn 67 % lesen die Einleitungstexte nicht. Begrenzen Sie die Anzahl Ihrer Themen auf 3 bis maximal 6. Falls Ihnen viele Themen zur Verfügung stehen, entscheiden Sie sich lieber für 3 starke statt für 6 schwache Themen. Nur 19 % der Empfänger lesen den Newsletter komplett. Formulieren Sie daher „knackige" Überschriften, als Eyecatcher beispielsweise in Großbuchstaben, sowie Kurztexte mit Kernaussagen. Für weiterführende Informationen setzen Sie Links. Einzelne Themen können Sie durch Linien, Leerzeilen oder eine Reihe von Sonderzeichen optisch deutlich trennen.

Tipp

Vor jedem neuen Versand darf die Kontrolle nicht fehlen: Stimmt die Absenderadresse? Erzeugt die Betreffzeile genug Relevanz, um den Newsletter anzuklicken? Ist die Themenauswahl und -anordnung gelungen? Sind die Überschriften ansprechend formuliert? Gibt es Fehler in der Darstellung oder gar Rechtschreibfehler? Funktionieren alle Links? Wenn alles in Ordnung ist, klicken Sie auf „Senden".

Geben Sie Patienten die Möglichkeit, sich möglichst niederschwellig an- und abzumelden. Für beides kann eine Seite auf Ihrer Website dienen. Bei der Neuanmeldung tragen sich Patienten mit ihrer E-Mail-Adresse ein und klicken auf „Senden". Zu ihrer eigenen Sicherheit müssen sie den künftigen Empfang Ihres Newsletters nochmals über einen Link bestätigen. Bieten Sie hier und im Newsletter direkt zudem eine Weiterempfehlung an. Abmelden können sich Patienten ebenfalls auf diese Weise oder indem sie nach Erhalt der Newsletter-Mail an eine Unsubscribe-Adresse die Stornierung richten.

3.7 Gedruckte Newsletter und Patientenzeitschriften

Sofern Sie eine angemessen große Empfängerzielgruppe haben, Ihren Newsletter zusätzlich beispielsweise in leicht abgewandelter Form an Ärzte, Gesundheitseinrichtungen und an die Presse schicken, wäre der höhere Arbeitsaufwand für die Erstellung eines Newsletters oder eine kleine Patientenzeitschrift, die Sie drucken und per Post versenden, eine Überlegung wert. Das bedeutet allerdings erheblichen Mehraufwand, aber dafür sieht sie auch nach deutlich mehr aus. Und Sie können sich damit ebenfalls von Ihrem nächsten Konkurrenten absetzen. 4 Seiten sollte die Zeitschrift schon umfassen; bei genügend Themen, Zeit und Engagement können es auch 8–12 Seiten sein.

Dafür muss einmalig ein Grundlayout – natürlich in Ihrem Corporate Design mit Logo und Slogan – angelegt werden, welches Sie dann immer wieder als Basis verwenden. Jedes Mal aufs Neue jedoch müssen Themen gefunden, Texte geschrieben, Korrektur gelesen und ins Layout gebracht werden. Passend zu den Themen sollte je ein Bild pro Artikel gesucht werden. Zum Schluss erfolgt ein Korrekturdurchlauf. Nach der redaktionellen Arbeit wird der Newsletter in Farbe gedruckt – den Farbdruck müssen Sie je nach Auflagenhöhe auch noch in das Budget einkalkulieren. Zum Schluss soll das Produkt natürlich seine Empfänger erreichen: Hier müssen Sie also noch Portokosten einrechnen. Solch einen Kosten- und Produktionsaufwand kann natürlich nicht jede Praxis leisten. Vielleicht hat ja der eine oder andere Mitarbeiter eine Begabung für Text oder Gestaltung. Sofern ausreichend Budget zur Verfügung steht, sollten Sie ein Redaktionsbüro oder freie Grafiker und Journalisten mit der Arbeit und Abwicklung beauftragen.

Grundsätze bei der eigenen Produktion eines Newsletters oder einer Patientenzeitschrift

- Grundsätze des Schreibens:
  - Themenauswahl nach Relevanz.
  - Schreiben Sie kurze und verständliche Sätze.
  - Benutzen Sie viele Verben – sie beleben den Text.
  - Vermeiden Sie Hilfsverben (können, sollen etc.) und Passivsätze.
  - Suchen Sie nach „knackigen" Überschriften – Überschriften werden von etwa doppelt so vielen Menschen gelesen wie der Text.
  - Verwenden Sie Zwischenüberschriften, um den Leseanreiz zu erhöhen.
- Grundsätze des Gestaltens:
  - Übersicht und Orientierung mit einer klaren Struktur, einem Inhaltsverzeichnis und Mut zur weißen Fläche – weniger ist oftmals mehr.
  - Themen hierarchisch anordnen – das Wichtigste steht oben bzw. auf der ersten Seite.
  - Wiederkehrende Themenrubriken einführen wie „Übung des Monats".
  - Bilder und Graphiken lockern Texte auf.
  - Zu jedem Graphikelement gehört eine Bildunterschrift.
  - Schreiben Sie kurze Texte.

3.8 Zeitungsanzeigen

Eine weitere Werbemöglichkeit ist, Anzeigen zu schalten. Denken Sie hierbei nicht an große einseitige Anzeigen in Hochglanzmagazinen. Selbst Anzeigen in überregionalen Tageszeitungen sind sehr teuer, und zudem bringt Ihnen eine bundesweite Schaltung auch keinen großen Nutzen, sondern nur Streuverluste, d. h. Sie sprechen viele Menschen an, die niemals Ihre Patienten werden würden. Werben Sie lieber in Ihrem direkten Umfeld: Dafür eignen sich regionale Tageszeitungen gut sowie die für Leser kostenfreien Wochen- und Anzeigenblätter für je einen bestimmten Stadtteil. Beide richten sich meistens an dieselbe Zielgruppe. Tageszeitungen haben eine größere Auflagenzahl – Anzeigen sind dafür aber auch kostspieliger. Effektiv können auch Anzeigen in Beilagen oder Sonderausgaben sein, z. B. zum Thema „Gesundheit" oder „Rückenschmerzen". Lassen Sie sich vom Verlag die Jahresthemenliste geben, um entsprechend planen zu können.

Darüber hinaus fordern Sie von den in Frage kommenden Verlagen die Mediadaten an, damit Sie eine Übersicht über die Werbemöglichkeiten bekommen, und lassen Sie sich diese von einem Anzeigenberater erklären.

Als Grundsatz können Sie sich zur **Anzeigengröße** merken: Kleiner als 60 Millimeter breit und 80 Millimeter hoch sollte Ihre Anzeige nicht sein. Mit einer Größe von 140 × 160 Millimetern fällt Ihre Anzeige gut auf. Breitere Anzeigenformate wirken besser als höhere. Dies liegt daran, dass dieses Format leserfreundlich ist. Leser können den Text auf einen Blick erfassen, ohne die Zeile verlassen und nach wenigen Wörtern zum linken Rand zurückkehren zu müssen.

Gestalten Sie wiederum Ihre Anzeige nur mit wenigen Schlagwörtern und einer Grafik (hier eignet sich auch gut das Hochformat). Wichtig ist natürlich auch die Platzierung: Oben rechts schaut der Leser eher hin als unten links.

Zu einem angemessenen Format und einer guten Platzierung sollte sich Ihre Anzeige gestalterisch vom Fließtext und anderen Anzeigen abheben, um in der Zeitung aufzufallen. Aber bedenken Sie auch hierbei: Weniger ist oftmals mehr. In einer Bleiwüste fällt natürlich eine schwarz-weiß-Anzeige kaum auf – daher ist diese auch die kostengünstigste. Mit einer farbigen Anzeige heben Sie sich viel besser ab.

Wenn Sie es geschafft haben, die Aufmerksamkeit des potenziellen neuen Patienten zu erlangen, „vergraulen" Sie den Leser nicht mit langweiligen oder komplizierten Inhalten. In der Kürze liegt die Würze – doch genau damit haben Laien oft Schwierigkeiten, wenn Sie Anzeigen selbst texten und keine Werbeagentur beauftragt haben.

Die in der ► Übersicht genannten Elemente sollten in keiner Anzeige fehlen.

Elemente, die in keiner Anzeige fehlen sollten

- Blickfang (Eyecatcher)
- Schlagzeile (Headline)
- Fließtext (Body Copy)
- Kontaktmöglichkeit

In der Regel sollten Sie schon 4- bis 6-mal eine Anzeige schalten, um von den Lesern registriert zu werden. Das müssen Sie natürlich bei der Kostenplanung berücksichtigen. Die meisten Verlage bieten Rabatte für Mehrfachschaltungen. Im Fachjargon wird das **Mengenstaffel** genannt. Darüber hinaus ist es immer ratsam, parallel noch über ein anderes Medium zu werben. Dafür eignet sich beispielsweise ein Hinweis auf Ihrer Website sowie die Auslage oder Verteilung von Flyern in Ihrer Praxis und in der Umgebung.

Printmedien für Anzeigenschaltung

- Regionale und überregionale Tageszeitungen
- Sonderbeilagen von Tageszeitungen
- Wochen- und Anzeigenblätter
- Stadtmagazine
- Illustrierte
- Fachzeitschriften
- Kundenzeitschriften und Mitgliedermagazine, z. B. von Krankenkassen
- Verbandszeitschriften
- Vereinsnachrichten
- Gemeindeblätter
- Schülerzeitungen
- Veranstaltungshinweise
- Kalender
- Stadtpläne

Wichtig
Natürlich zählen zu den Werbemitteln auch TV- oder Kino-Spots – für Produktion und Ausstrahlung werden Sie jedoch ein Vermögen los. Eine weitere Möglichkeit ist die Radiowerbung. Hier können Sie sich auch bei einer Mediaagentur beraten lassen, wie sie das Verhältnis von Kosten und Nutzen bei einem Hörfunkspot für Physiotherapeuten bewerten.

3.9 Mobile Werbung

Auch mobile Werbung an öffentlichen Verkehrsmitteln, wie Bussen und Taxen, sind sehr kostenintensiv. In Kleinstädten fällt diese Form der Werbung schnell auf, in Großstädten geht sie jedoch in der Regel unter. In S-Bahnen gibt es Werbeangebote auf Bildschirmen – sich ein konkretes Angebot einzuholen schadet nicht. Alternativ können Sie sich Werbefolien auf Ihren eigenen PKW kleben, bei Einverständnis ebenfalls auf die Ihrer Mitarbeiter, von Verwandten und Freunden – dafür dürfen die Autos jedoch keine Rost- oder Unfallstellen aufzeigen und nicht den ganzen Tag in der Garage stehen.

3.10 Banner- und Videowerbung

Im Jahr 2010 ist der Online-Werbemarkt in Deutschland um 26 % auf 5,4 Milliarden Euro angewachsen. Dies geht aus der Erhebung der Bruttowerbeinvestitionen durch den Online-Vermarkterkreis im Bundesverband Digitale Wirtschaft e. V. (BVDW) hervor. Damit hat das Internet 2010 zum ersten Mal die Gattung Zeitung knapp überrundet und sich als zweitstärkstes Werbemedium im Mediamix positioniert. Für die kommenden Jahre ist ein weiteres Wachstum der Online-Werbung prognostiziert, daher möchten wir Ihnen auch diese Möglichkeit vorstellen.

Viele Portale finanzieren sich u. a. über Werbeeinnahmen, wenn nicht ein anderer Geldgeber, etwa ein Pharmaunternehmen, hinter dem Angebot steckt, und bieten Online-Werbeformen in verschiedenen Formaten und Größen, statisch oder animiert an, um mehr Aufmerksamkeit zu erregen (z. B. Full Banner, Skyscraper oder Flash Layer). Als GIF- oder Flash-Datei werden diese dann in die jeweilige Website eingebunden. Klickt der Besucher auf das Banner, führt ihn das automatisch auf die Website des Werbenden. Nach Häufigkeit des Anklickens (Cost -per-Click/CpC-Modell) oder aber des Einblendens (Cost-per-Thousand-Impressions/CPM-Modell) entstehen für den Werbenden Kosten. Physiotherapeuten können Banner- oder Videowerbung z. B. bei Gesundheitsportalen buchen, wo Indikationen und Behandlungsmethoden vorgestellt werden. Es gibt auch eine Kombination aus beidem: das In-Banner-Video. Hier werden im Banner Videoelemente integriert, die vom Nutzer auf Klick abgespielt werden können.

Jedoch hat sich eine Vielzahl der User bereits an klassische Bannerwerbung gewöhnt und ignoriert diese. Selbst aufmerksamkeitserregende, aufpoppende Banner werden schnell und eher genervt weggeklickt statt genauer angeschaut. Während also die Bannerwerbung rückläufig ist, boomt die Videowerbung aufgrund der stark im Web 2.0 und in Social Media verankerten Entwicklung von Online-Videos. Dank Smartphones, schneller Verbindungstechnik und Internetflatrates zu stetig sinkenden Tarifen ist das Internet jederzeit verfügbar und in den Alltag integriert.

Mit Videowerbung in Gesundheitsportalen, die Ihre Themenschwerpunkte behandeln, wird eine direkte Zielgruppenansprache im Netz („Online Targeting") erreicht, und damit gibt es weniger Streuverluste als beispielsweise bei Fernsehwerbung. Zudem ist die Akzeptanz seitens der User entsprechend hoch: 66 % der befragten Nutzer einer Studie zum Thema „Online Video Viewing" der Online Publishers Association gaben an, schon einmal Online-Video-Werbung im Internet gesehen zu haben. Jedoch ist auch die Länge eines Spots entscheidend: 46 % akzeptieren eine Videolänge bis 20 Sekunden, optimal ist eine Länge von 10 Sekunden. Immerhin: 17 % finden jeweils auch 46–60 und auch mehr als 60 Sekunden in Ordnung.

Tipp

Falls Sie in diesem Segment Werbepotenzial für Ihre Praxis sehen, lassen Sie sich von einer Mediaagentur beraten und holen Sie sich zur Umsetzung professionelle Hilfe.

3.11 Zusammenarbeit mit Agenturen und freien Künstlern

Sie möchten Ihre Praxis potentiellen Patienten präsentieren – sei es über eine Praxisbroschüre, einen Newsletter, eine Anzeige oder eine eigene Internetseite. Sofern Sie ein grafisches Händchen haben und textsicher sind, ist das kein Problem. In der Regel benötigen Sie zumindest für Technik und Design Unterstützung von Agenturen oder freien Grafikern. Ein Auftrag, eine Lieferung, ein Preis – doch so einfach und unkompliziert, wie es klingt, verläuft es leider selten. Das Rezept für eine erfolgreiche Zusammenarbeit heißt: Klare Ziele und klare Absprachen. Denn nur so wissen beide Seiten genau, woran sie sind.

Bevor Sie sich an einen externen Dienstleister wenden, klären Sie für sich folgende Fragen:

- „Was will ich?"
- „Was darf es kosten?"

Im nächsten Schritt definieren Sie klare Ziele: Wie soll das Produkt von Inhalt, Qualität, Stil und Umfang beschaffen sein? Musterexemplare von ähnlichen Produkten – etwa von Kollegen – erleichtern die Verständigung. So zeigen Sie der Agentur gleich, wie Sie sich das Ergebnis vorstellen.

Nach der ersten Besprechung fordern Sie ein schriftliches Angebot samt Leistungskatalog an. Dort steht aufgeschlüsselt, welche Leistungen der Anbieter zu welchem Preis erbringen wird und in welchem Zeitrahmen dies geschieht. Ist das Angebot akzeptabel, erteilen Sie einen schriftlichen Auftrag. Auf dem Weg zum Endprodukt sollten Sie erste Entwürfe und Zwischenschritte kontrollieren, um Zeit zu sparen und Absprachefehler und den damit verbundenen Ärger zu vermeiden. Halten Sie unbedingt alle Absprachen schriftlich fest und mailen oder faxen Sie diese als Bestätigung an die Agentur. So sind Sie in jedem Fall für einen möglichen späteren Rechtsstreit auf der sicheren Seite (s. dazu auch den ▶ Tipp vom Anwalt in der Infobox).

3.11.1 Achtung: Abgabepflicht an Künstlersozialkasse

Wenn Sie bei der Erstellung von Patientenbroschüren, Newsletter oder Onlinetexten auf freie Grafiker und Journalisten zurückgreifen, ist es wichtig zu wissen, dass für Honorare an selbstständige Künstler und Publizisten 4,1 % (im Jahr 2013; jährliche Änderung) Sozialabgaben an die Künstlersozialkasse (KSK) fällig werden, wenn diese Aufträge „regelmäßig" vergeben werden. Die Beiträge der KSK erhalten selbstständige Künstler als Sozialversicherungszulagen, so wie sie bei Angestellten die Arbeitgeber tragen. Als Künstler gelten Graphiker, Texter, Publizisten und Musiker, die eine dieser Tätigkeiten erwerbsmäßig ausüben oder lehren. Regelmäßigkeit liegt bereits vor, wenn einmal jährlich eine Leistung in Anspruch genommen wird. Das muss jedoch mehrere Jahre in Folge geschehen. Das einmalige Erstellen einer Website fällt nicht darunter, die regelmäßige Webpflege hingegen schon.

Tipp vom Anwalt

Hat die Agentur ihre Arbeiten abgeschlossen, entscheidet die Endkontrolle, ob Sie das Produkt abnehmen. Weicht es erheblich vom Auftrag ab, muss die Agentur nachbessern, ohne dafür eine Extrabezahlung zu verlangen. Ist die Ware nach mehreren fehlgeschlagenen Nachbesserungsversuchen immer noch nicht akzeptabel oder verweigert die Agentur eine kostenlose Nachbearbeitung, können Sie den Rechnungsbetrag mindern, vom Vertrag zurücktreten oder sogar Schadensersatz von der Agentur verlangen.

Tipp

Um richtig kalkulieren zu können, berücksichtigen Sie den jeweils aktuellen Prozentsatz der Sozialabgaben bei den Angeboten selbstständiger Künstler. Auf die Mehrwertsteuer werden keine Beiträge fällig, lediglich auf die Honorare.

Hinweise zum Urheberrecht an den für Sie entworfenen Produkten finden Sie in der Infobox ▶ Tipp vom Anwalt.

3.12 Werbegeschenke

Kleine Geschenke erhalten die Freundschaft – und auch die Kundschaft. Die Möglichkeit von Werbe-

3

Tipp vom Anwalt

Klären Sie mit der Werbeagentur, in welchem Umfang Ihnen die Nutzungsrechte an den für Sie entworfenen Produkten zustehen. Die Werbeagentur hat hieran bei eigener Werkschöpfung in aller Regel die Urheberrechte. Diese Produkte dürfen Sie nicht ohne Einwilligung abändern. Nur wenn Sie im Anschluss ein neues Produkt entwerfen und sich an den früheren Produkten lediglich orientieren, dabei jedoch ausreichend Abstand wahren, kann im Einzelfall eine sog. freie Benutzung vorliegen, die eigene Urheberrechte schafft. Einen kostenlosen Anspruch auf Herausgabe der Vorlagen haben Sie in der Regel nicht. Die Werbeagentur kann dafür Lizenzgebühren verlangen.

geschenken besteht, aber passt diese zu Ihrem Image? Natürlich können Sie Kalender, Kugelschreiber oder Schlüsselanhänger verschenken. Diese sollten Sie dann mit Ihrem Logo oder Claim, der Adresse und den Öffnungszeiten bedrucken lassen. Damit hat der Kunde alle Daten verfügbar, und Sie bleiben auch bei ihm zu Hause präsent. Bedenken Sie dabei jedoch den Kostenpunkt. Denn es darf keine Billigware sein – schließlich stehen Sie für Qualität. Zudem setzen Sie sich damit nicht individuell ab. Origineller, aber natürlich kostenintensiver sind beispielsweise themenbezogene Aufmerksamkeiten, wie etwa ein Duftstäbchenset, Kerzen oder Entspannungstee für mehr Gelassenheit, oder aufblasbare Wasserbälle für mehr Bewegung im Sommer. Am besten sind jedoch Produkte passend zu Ihrem konkreten Tätigkeitsgebiet, wie eine Broschüre mit Haltungstipps oder ein Handtuch, auf dem Rückenübungen ausgeführt werden können.

Tipp

Sparen Sie lieber Geld an hunderten Werbekugelschreibern und Plastikschlüsselanhängern ein und halten Sie stattdessen für besondere Kunden qualitativ hochwertige und kleine passende Präsente bereit, etwa zum Geburtstag, zu Weihnachten oder zum Jubiläum Ihrer Praxis. Bitte beachten Sie jedoch den ▶ Tipp vom Anwalt.

Tipp vom Anwalt

Beachten Sie, dass es sowohl aus steuer- als auch aus strafrechtlicher Sicht Grenzen für die Zulässigkeit von Geschenken gibt. Zwar hat der BGH im Jahre 2012 entschieden, dass Kassenärzte keine Amtsträger oder Beauftragte der gesetzlichen Krankenkassen sind und deshalb der Straftatbestand der Bestechung bei Zuwendungen nicht greift. Es gibt jedoch auch den Straftatbestand der Bestechung im geschäftlichen Verkehr, wenn Angestellten (nicht den Praxisinhabern) Vorteile gewährt werden, um zukünftig im Wettbewerb bevorzugt zu werden. Eine feste Wertgrenze gibt es hierfür in der Praxis nicht. Steuerlich sind jedoch derzeit betrieblich veranlasste Geschenke nur bis 35 Euro pro Kalenderjahr und Empfänger abzugsfähig. Dieser Betrag wird häufig auch als Bagatellgrenze zur Strafbarkeit angesehen.

3.13 Wartezimmer-TV

Wartezeit lässt sich mit Unterhaltung und Information verkürzen. Neben Zeitschriften ist Wartezimmer-TV eine besondere Variante – und entsprechend kostenintensiv. Das bedeutet nicht, dass dort das RTL-Nachmittagsprogramm laufen soll. Diese speziellen Programme sind auf Gesundheitseinrichtungen ausgerichtet und können zur Patienteninformation dienen. Im Idealfall werden Behandlungsformen erklärt und Untersuchungsmethoden vorgestellt. Zudem besteht das Programm aus Nachrichten mit gesundheitspolitischem Bezug und meist dem obligatorischen Wetterbericht, serviceorientiert erweitert mit einem Pollenflugkalender. Für Arztpraxen bieten die Unternehmen außerdem Kurzfilme zu Individuellen Gesundheitsleistungen (IGeL) an. Einige produzieren bei Bedarf noch nicht vorhandene Themen. Eine Programmschleife läuft zwischen 45 bis 60 Minuten.

Tipp

Falls Sie einen eigenen Imagefilm über Ihre Praxis besitzen, sollten Sie diesen von dem Anbieter in das Programm einbinden lassen. Denn damit können Sie Ihre Praxis, samt Philosophie, Schwerpunkten und Team, vorstellen.

Wenn Sie eine große Praxis haben und Wartezimmer-TV anbieten möchten, müssen Sie im Schnitt mit etwa 200 Euro monatlich rechnen – je nach Anbieter variieren die Kosten. Nur in Einzelfällen verlangen die Unternehmen zusätzlich Anschaffungs- oder Installationskosten. Im Paketpreis enthalten sind meist ein Flachbildschirm sowie die notwendige Software. Bevor Sie sich für einen Anbieter entscheiden, holen Sie sich auf jeden Fall ein Vergleichsangebot ein und berücksichtigen Sie folgende Punkte:

- Wie lang ist die Vertragslaufzeit? Wie sind die Kündigungsfristen?
- Wie hoch ist der Endpreis? Dabei zählen nicht nur die Monatsrate, sondern auch Installations- oder Nebenkosten, etwa für das Programmangebot oder Internetleitungskosten.
- Welche Serviceleistungen sind inklusive?
- Wie sieht der Wartungsvertrag aus?
- Werden die Geräte geleast oder gemietet?
- Wie aktuell sind die Programminhalte?
- Sind die Beiträge juristisch und medizinisch geprüft?
- Wie viele verschiedene IGeL-Filme gibt es, und wie viele kommen davon für Ihre Praxis in Frage?
- Welche Erfahrungen haben Kollegen mit Praxis-TV gemacht?
- Welchen Gesamteindruck vermittelt die Firma?

3.14 Imagefilm für die Praxis

Mehr als ein Foto wirkt das bewegte Bild auf den Betrachter. Vor allem, wenn dabei Menschen im Blickpunkt stehen und lebendig und authentisch eine Botschaft vermitteln: „Bei uns sind Sie in guten Händen! Wir kümmern uns um Sie!" Hinzu kommt beim Film noch der Ton: das gesprochene Wort, beim Imagefilm ein Kommentator sowie Statements des Praxisinhabers, von Mitarbeitern und Kunden sowie passend unterlegte Musik. Präsentieren Sie mittels eines Imagefilms das gesamte Leistungsspektrum. Diesen Film können Sie sowohl auf Ihre Website einbinden – das ist auch für das Ranking in Suchmaschinen dienlich (► Kap. 6) – sowie auf YouTube hochladen.

Bereits jeder zweite Internetnutzer von rund 51 Millionen Usern in Deutschland schaut ab und zu kurze Videoclips im Web, so ein Ergebnis des Bundesverbands Informationswirtschaft, Telekommunikation und neue Medien e. V. (BITKOM). Männer sehen sich Kurzfilme dabei öfter (58 %) als Frauen (46 %) an, jüngere User häufiger als ältere: Mehr als 3/4 der unter 30-Jährigen sehen sich Clips an, nur jeder 6. User über 65 Jahre. Die Nachfrage ist also vorhanden. Für ein überzeugendes Ergebnis investieren Sie daher lieber einmalig etwas mehr Geld, anstatt ein zweitklassiges Resultat in Kauf zu nehmen. Die Kosten für die Skripterstellung, den Drehtag sowie anschließend eine ordentliche technische Aufbereitung in HD mit guter Schnitttechnik und Tonqualität liegen bei etwa 3500 Euro – oftmals sind die Preise verhandelbar. Bevor jedoch ein Auftrag erteilt wird, sollte ein Brainstorming im Team stattfinden und anschließend ein ausführliches Beratungsgespräch mit der Produktionsfirma.

Folgende Punkte sollten Sie für eine Produktion beachten:

- Bevor das Drehskript geschrieben wird, müssen das Ziel und die Botschaft des Films feststehen. Das Resultat muss ein stimmiges Bild ergeben.
- Imagefilme haben unterschiedliche Längen – von 1 bis über 10 Minuten. Drehen Sie ansonsten lieber mehrere kurze Filme, etwa für die unterschiedlichen Fachabteilungen. Eine Studie hat ergeben, dass gut 10 % der Betrachter von Online-Filmen nach 10 Sekunden bereits das Video wegklicken, wenn es sie nicht interessiert. Rund 34 % steigen innerhalb von 30 Sekunden aus. Doch knapp 50 % sind nach 1 Minute immer noch dabei.
- Halten Sie das Heilmittelwerbegesetzt (HWG) ein!
- Planen Sie mindestens 1–2 Drehtage ein. Instruieren Sie dafür Ihre Mitarbeiter, damit es nicht zu Unterbrechungen kommt.
- Holen Sie bereits vorher schriftliche Genehmigungen für die Bildrechte von Patienten und Mitarbeitern ein, sofern diese gefilmt werden.
- Sichern Sie sich von der Filmagentur die Rechte und den Quellcode zur Weiterverwendung. Weisen Sie die Filmagentur darauf hin,

3

Tipp vom Anwalt

Die Einhaltung des Heilmittelwerbegesetzes (HWG) ist in der Praxis nicht immer ganz einfach. Grundsätzlich gilt zwar, dass Physiotherapeuten beispielsweise auch in ihrer Berufskleidung Firmenwerbung betreiben dürfen. Trotz der Lockerung der bislang recht strengen Werbebeschränkungen durch die HWG-Novelle im Jahre 2012 müssen Sie jedoch gerade in der Publikumswerbung für bestimmte Behandlungsmethoden nach wie vor vorsichtig sein. Klären Sie deshalb lieber vorher ab, was erlaubt ist und was nicht.

Tipp vom Grafiker

Einen Überblick über die Kosten für einen Imagefilm können Sie sich im Internet mit einer Suche nach den Stichworten „Imagefilm Kostenkalkulator" verschaffen. Kostenfaktoren sind Drehbuch, Drehtage, Filmequipment, Sprecher, Schauspieler, Musik. Zur Orientierung: Ab 4000–6000 Euro bei einer Filmlänge von 1–2 Minuten gibt es schon vernünftige Lösungen.

dass sie GEMA-freie Musik für die musikalische Unterlegung verwenden soll. Ansonsten müssen Sie an die Gesellschaft für musikalische Aufführungs- und mechanische Vervielfältigungsrechte Gebühren zahlen.

- Die Videos sollten in HD-Qualität produziert werden. Sie müssen zudem auch auf kleinen Monitoren wirken, etwa von Smartphones.

Die ▶ Infoboxen geben weitere Hinweise (▶ Tipp vom Grafiker und ▶ Tipp vom Anwalt).

3.15 Videos im Netz veröffentlichen

Stellen Sie Ihre Videos, Ihren Imagefilm und beispielsweise auch Übungsanleitungen für zu Hause auf Ihre Website sowie bei entsprechenden Portalen ein, etwa auf YouTube, myvideo, dailymotion oder sevenload. Die Plattformen funktionieren dabei wie eine Suchmaschine: Gibt ein User Stichworte bei Google oder direkt auf den Plattformen ein, wird er automatisch zu entsprechenden Videos weitergeleitet. Das Gute: Hier fallen keine weiteren Kosten für die uneingeschränkte Verbreitung an, anders als für Fernsehwerbung. Der Verbreitungsgrad ist gut, Sie haben einen SEO-Nutzen (▶ Kap. 6), der Bekanntheitsgrad sowie der Kompetenzeindruck bei den Patienten steigen. Rechtliche Hinweise finden Sie in der Infobox ▶ Tipps vom Anwalt.

Tipp vom Anwalt

Achten Sie besonders bei einer großen Verbreitung Ihrer Werbung auf die Einhaltung des Heilmittelwerbegesetzes (HWG). Anderenfalls drohen Abmahnungen und Geldbußen. Die bildliche Darstellung einer Behandlungsmethode, des Wirkungsvorgangs eines Verfahrens oder der Veränderung des menschlichen Körpers ist zwar in der Publikumswerbung mittlerweile erlaubt, sodass Physiotherapeuten auch mit Vorher-Nachher-Bildern werben dürfen. Das gilt jedoch nicht, wenn die Werbung missbräuchlich, abstoßend oder irreführend ist.
Das früher geltende Verbot der Anleitung zur Selbstdiagnose und -medikation ist zwar ebenfalls aufgehoben worden, ebenso wie das Verbot der Wiedergabe von Krankengeschichten. Verleitet dieser Hinweis jedoch zu einer falschen Selbstdiagnose oder ist die Darstellung wiederum missbräuchlich, abstoßend oder irreführend, liegt unzulässige Werbung vor. Bevor Sie Ihre Werbung schalten, sollten Sie deshalb eine sorgfältige Prüfung im Einzelfall vornehmen lassen.

Fazit

Wie Sie nun erfahren haben, gibt es viele Werbemittel, die Sie einsetzen können. Entscheidend ist, dass Sie eine Marketingstrategie haben, in der Ihre Ziele und Zielgruppen definiert sind, dass Sie den Einsatz der Maßnahmen entsprechend Ihrem Budgets planen, etwa für ein Jahr, und dass Sie all Ihre Aktionen auf Erfolg oder Misserfolg analysieren, um Ihr Marketing produktiver zu gestalten.

Viel Erfolg!

Öffentlichkeitsarbeit

A. Schramm

C. Westendorf, A. Schramm, J. Schneider, R. Doll, *Marketing für Physiotherapeuten*,
DOI 10.1007/978-3-642-35153-2_4, © Springer-Verlag Berlin Heidelberg 2013

Öffentlichkeitsarbeit bzw. Public Relations, kurz PR, ist ein Teil der Kommunikationspolitik. Während sich die anderen Marketinginstrumente auf die Profilierung der Produkte bzw. Dienstleistung richten, geht es bei PR darum, die Öffentlichkeit über das Unternehmen als Ganzes zu informieren und damit Vertrauen und Akzeptanz zu schaffen. Sie ahnen es schon: Öffentlichkeitsarbeit ist keine einmalige Sache und sollte wie alle anderen Marketingmaßnahmen systematisch geplant und langfristig und kontinuierlich umgesetzt werden. Sicher, Sie sind mit Ihrer Praxis in aller Regel kein mittelständisches Unternehmen und haben keine Presseabteilung, die Sie unterstützt. Dennoch möchten wir Ihnen in diesem Kapitel PR-Instrumente vorstellen: die klassische Öffentlichkeitsarbeit, dazu zählt die Presseinformation, Aktionen, wie etwa einen Tag der offenen Tür, und wir geben Ihnen einfach umzusetzende Hinweise zur optischen Außenwirkung und zum Servicegedanken.

Wählen Sie aus diesen Maßnahmen einige aus und setzten Sie die mit Unterstützung von Ihren Mitarbeitern um. Halten Sie diese Maßnahmen in einem Jahresplan fest, damit Sie auch Ihr zur Verfügung stehendes Budget im Auge behalten.

Für jedes einzelne Vorhaben können Sie sich am folgenden Gerüst orientieren:

- **A**nalyse – Strategie, Konzeption, Planung,
- **K**ontakt – Beratung, Verhandlung,
- **T**ext – kreative Gestaltung,
- **I**mplementierung – Entscheidung, Maßnahmenplan,
- **O**perative Umsetzung
- **N**acharbeit – Auswertung, Effizienzanalyse, Korrektur.

4.1 Beziehungsmanagement

Experten sagen, dass die Maßnahmen zur Neukundengewinnung 5- bis 7-mal teurer seien als die Maßnahmen zur Kundenbindung. Den Kontakt zu Ihren bestehenden Patienten sollten Sie also hegen und pflegen.

Die Kommunikation geht jedoch weit über das Gespräch im Behandlungszimmer hinaus. Bleiben Sie mit Ihren Kunden in Kontakt und versuchen Sie, eine Beziehung zu ihnen aufzubauen – das ist der Grundgedanke des Beziehungsmanagements. Ihre Ziele sind es, eine Sympathieebene zu erlangen, ein Vertrauensverhältnis herzustellen und mit Ihrer Kompetenz zu überzeugen, sodass Sie Ihre Patienten an sich binden. Hierbei vermitteln Sie: „Wir denken an Sie, wir sorgen für Sie, Sie sind uns wichtig."

Bei all dem müssen Sie authentisch und glaubwürdig auftreten, Ihr Interesse darf nicht gespielt wirken. Zudem bedarf es Menschenkenntnis, denn jeder Ihrer Patienten ist anders und hat individuelle Bedürfnisse und Wünsche an Ihre Beziehung.

> **Wichtig**
> **Wenn Sie mit Patienten im Gespräch sind, sprechen Sie sie immer mit Namen an. Lassen Sie vor allem die Patienten sprechen und hören sie nicht nur zu, sondern vor allem hin.**

4.2 Empfehlungsmarketing

Vom Beziehungsmanagement kommen wir zum Empfehlungsmarketing. Zufriedene Kunden geben ihre Zufriedenheit gerne an Freunde und Bekannte weiter (◘ Abb. 4.1). Mundpropaganda ist nicht nur gut für Ihr Image, sondern auch für Ihre Geldbörse. Eine Empfehlung ist wesentlich glaubwürdiger als Werbung – und obendrein kostenlos.

Daher versuchen Sie, das Empfehlungsmarketing aktiv zu steuern. Die wenigsten Praxisinhaber wissen über Empfehlungen Bescheid. Das sollten Sie ändern und dieses Thema im Neuaufnahmebogen oder bei Patientenbefragungen berücksichtigen, um sich folgende Fragen beantworten zu können:

- Wie viele Patienten empfehlen uns weiter?
- Wer hat uns weiterempfohlen (z. B. eher Frauen oder Männer, welche Altersklasse)?
- Warum und welche genaue Leistung wurde weiterempfohlen?
- Welche Patienten sind aufgrund einer Empfehlung hier? Diesen Patienten sollte viel Aufmerksamkeit entgegengebracht werden, weil sie mit hohen Erwartungen in die Praxis kommen.

Zufriedene Patienten können Sie zur Weiterempfehlung auffordern: z. B. über das klassische Schild

Praxis für Physiotherapie und manuelle Therapie HH-City ... einfach klasse

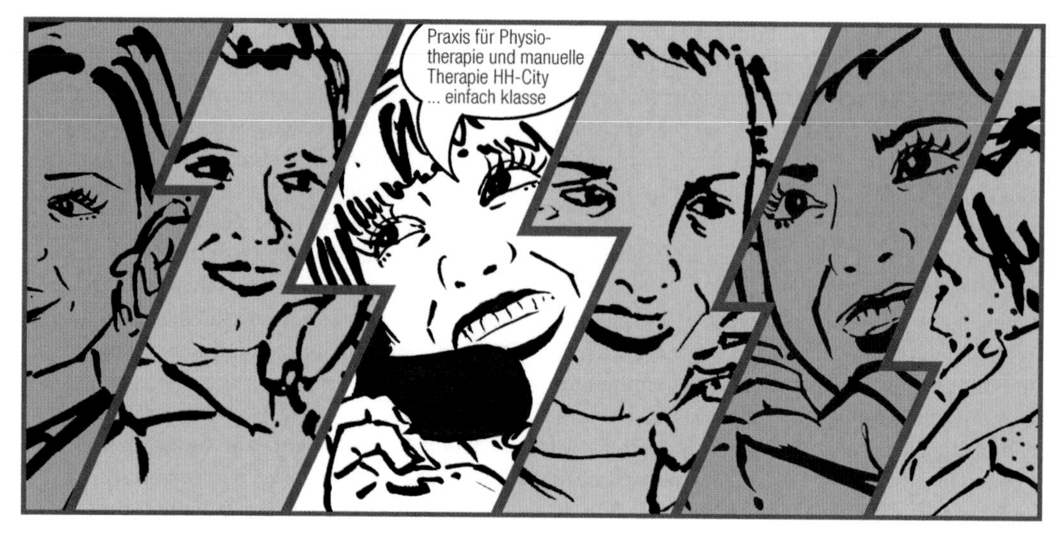

■ **Abb. 4.1** Mundpropaganda ist wesentlich glaubwürdiger als Werbung – und obendrein kostenlos. (© Franziska Thümler)

„Empfehlen Sie uns weiter". Oder geben Sie ihnen den Hinweis auf Online-Bewertungsportale, wo Patienten Physiotherapeuten, das Team und die Praxisorganisation mit Noten oder Sternen beurteilen können (▶ Kap. 3, Werbemittel).

Neben den Patienten sollten Sie auch weitere Empfehlungskreise berücksichtigen, die für eine gesicherte Stellung Ihrer Praxis sorgen:

- Ärzte, die zu Ihnen überweisen,
- Ihre Kooperationspartner und Lieferanten, mit denen sie zusammenarbeiten,
- die vernetzen Kollegen,
- Ihr Verband sowie
- Ihre Mitarbeiter.
  Außerdem zählen dazu
- Ihr privates Umfeld, neben Ihrer Familie und Freunden auch Ihr Vereinsclub sowie
- Ihre örtliche Umgebung, z. B. das Seniorenheim, Hotel, Fitnessstudio in der Nachbarschaft oder der Blumenladen an der Ecke, der stets für frische Blumen in Ihrer Praxis sorgt.

Kennen Sie vielleicht Meinungsführer oder Multiplikatoren? Ob Persönlichkeiten aus der Politik, den Medien oder Sport: Diese Kontakte sind als Empfehler besonders wertvoll. Denn wenn der jeweilige Multiplikator ein gutes Ansehen in der breiten Öffentlichkeit genießt, folgt diese seiner Meinung oftmals, ohne zu zweifeln. Ihr Ziel sollte es sein, bei all den Gruppen bekannt zu sein, ein hohes Ansehen zu genießen und weiterempfohlen zu werden.

4.3 Briefe an Patienten

Kehren Sie in dieser hektischen Zeit, in der man von E-Mails dank Smartphones jederzeit überflutet wird, einmal wieder zurück zu einem guten Stück Papier, das im Briefkasten wartet, bis man es herausholt. Bei dieser Briefpost sollte es sich jedoch nicht nur um die Rechnung an Privatpatienten handeln. Setzen Sie ein Signal, dass Ihnen Ihr Patient wichtig ist und Sie an ihn denken. Erinnern Sie mit einem netten Gruß an den nächsten Termin, geben Sie Tipps zu Präventionsmaßnahmen, informieren Sie Betroffene über eine neue Behandlungsmaßnahme, stellen Sie die neue Teamkollegin mit Foto vor oder kommunizieren Sie, welche neuen Leistungen Sie anbieten. Saisonale Themen dienen ebenfalls als Aufhänger, wobei sie meist zu allgemein und abgegriffen sind. Suchen Sie lieber einen individuellen Aufhänger – am besten mit persönlichem Bezug.

An ausgewählte, ertragreiche Patienten und Stammkunden können Sie zum Geburtstag schreiben, Weihnachtspost oder Neujahrsgrüße verschicken. Beachten Sie jedoch unbedingt den ▶ Tipp vom Anwalt.

Tipp vom Anwalt

Das Gesetz gegen den unlauteren Wettbewerb (UWG) besagt zwar, dass Sie per Brief Ihre Patienten ansprechen dürfen, trotzdem ist es ratsam – und bei E-Mail, Fax oder Telefonanrufen unbedingt erforderlich – sich vorher schriftlich die ausdrückliche Zustimmung einzuholen. Ein sogenanntes Mailing – das unaufgeforderte Versenden von Werbe-E-Mails an fremde Adressen – ist grundsätzlich nicht gestattet. Die Erlaubnis der Patienten können Sie gut sichtbar (z. B. als Ankreuzkästchen) in das Aufnahmeformular bzw. den Behandlungsvertrag aufnehmen.

Checkliste: Inhalte eines gelungenen Werbebriefs

- Korrekte Adresse
- Ansprechende Betreffzeile
- Persönliche Briefanrede
- „Knackiger" Einstieg, gleich zum Thema kommen
- Text in Absätze gliedern
- Zwischenüberschriften verwenden
- Fettgedruckte Wörter zum Hervorheben benutzen – nur 1-2 Wörter pro Absatz, sonst geht der Effekt verloren
- Vermeiden Sie „Wir-Botschaften", sagen Sie vielmehr Ihren Patienten, welche Vorteile sie in Ihrer Praxis haben.
- Schreiben Sie einfache, kurze Sätze, für jedermann verständlich, und verwenden Sie keine medizinischen Fachwörter.
- Fordern Sie am Ende den Patienten zum konkreten Handeln auf, z. B. „Vereinbaren Sie noch heute einen Termin bei uns".
- Das „PS" wird am häufigsten gelesen, verschenken Sie diese Gelegenheit nicht mit einer Info wie zu Ihren Öffnungszeiten – außer Sie bieten am Samstag Behandlungszeiten an.

4.4 Tag der offenen Tür

Beim Beziehungs- und Empfehlungsmanagement ging es bislang um Bestandskunden. Sie sind natürlich auch an neuen Patienten interessiert. Dafür eignet sich etwa 2-mal im Jahr ein sog Tag der offenen Tür, bei dem Sie sich, Ihr Team und Ihre Praxisleistungen vorstellen. Hierbei haben Sie die Gelegenheit, zu potenziellen neuen Patienten ein Vertrauensverhältnis aufzubauen, denn bei solch einer Veranstaltung ist auch mal Zeit für einen netten Plausch.

Suchen Sie sich als Aufhänger einen konkreten Anlass, z. B.:

- Neueröffnung, sofern Sie Ihre Praxis neu eröffnen,
- Vorstellung der neuen Räumlichkeiten nach Praxisumzug oder nach einer Renovierung,
- Vorstellung neuer Kollegen,
- Praxisjubiläum,
- Präsentation neuer technischer Geräte für spezielle Behandlungen,
- Vorstellung spezieller Leistungen,
- Informationsveranstaltungen beispielsweise zum Thema Rückenschmerzen – Erfahrungsaustausch anbieten.

4.4.1 Terminfindung und Einladung

Suchen Sie einen Termin aus, an dem möglichst viele Personen teilnehmen können, z. B. einen Samstag von circa 10–18 Uhr. Achten Sie bei der Auswahl darauf, dass dieser Termin nicht in der Ferienzeit liegt oder mit anderen lokalen Ereignissen, wie beispielsweise einem großen Flohmarkt, kollidiert oder ein entscheidendes Fußballspiel läuft.

Informieren Sie neben Ihren bestehenden Patienten auch die Öffentlichkeit. Gut geeignet sind lokale und regionale Medien: Zeitungen oder Hörfunksender aus der Umgebung sind häufig bereit, interessante Veranstaltungen anzukündigen – manchmal sogar mit einem Interview. Auch über die Medien hinaus lassen sich Zuhörer finden: So können Sie auch mit Handzetteln zu Ihrem Tag der offenen Tür einladen – beispielsweise bei Schulen, Apotheken, Krankenkassen und natürlich in der eigenen Praxis (◘ Abb. 4.2). Bitten Sie die eigenen Mitarbeiter, die Werbetrommel im Verwandten- und Bekanntenkreis zu rühren. Diese haben oftmals großes Interesse, sich den Arbeitsplatz ihres Sprösslings anzuschauen.

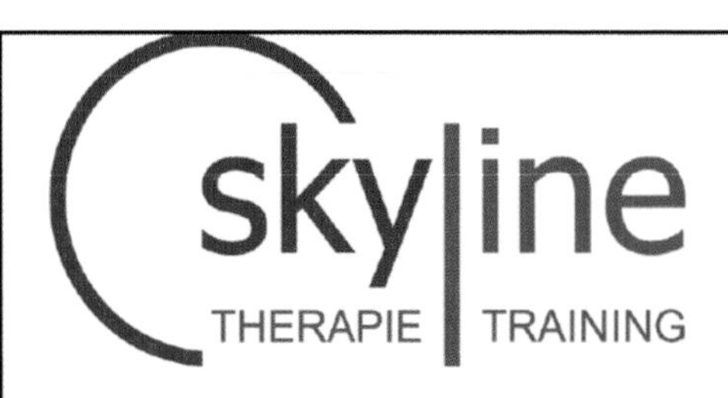

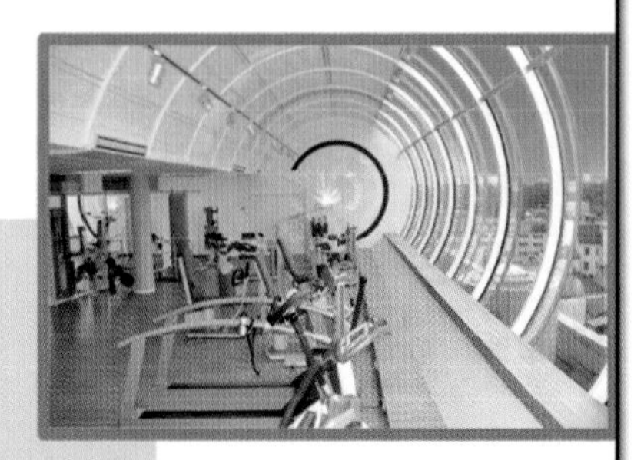

Einladung zur Eröffnungsfeier

Donnerstag 11. Oktober 2012

Sehr geehrte Damen und Herren,

wir möchten uns vorstellen: *Skyline Therapie Training*, das hochmoderne und innovative Kompetenzzentrum für Diagnostik, Therapie und Training über den Dächern Münchens. Durch unser fundiertes Fachwissen, unser zukunftsorientiertes, individuelles und ganzheitliches Therapiekonzept haben wir uns das Ziel gesetzt die Gesundheit unserer Patienten wiederherzustellen und zu verbessern.
Gerne möchten wir Ihnen unser Leistungsspektrum und unser Team persönlich vorstellen und laden Sie dazu am 11. Oktober herzlichst in unsere Räumlichkeiten im ehemaligen Skyline-Club an der Münchener Freiheit ein.

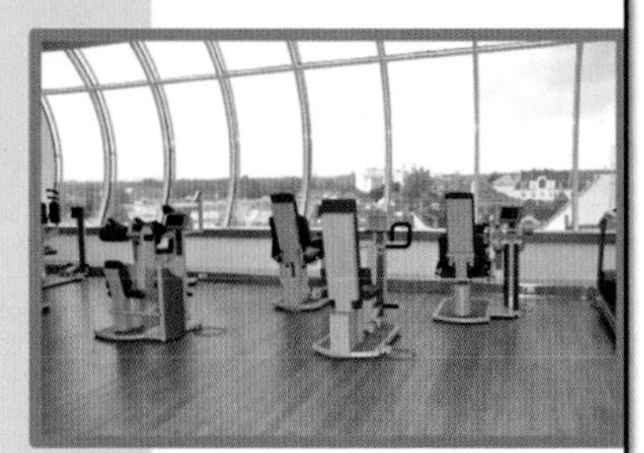

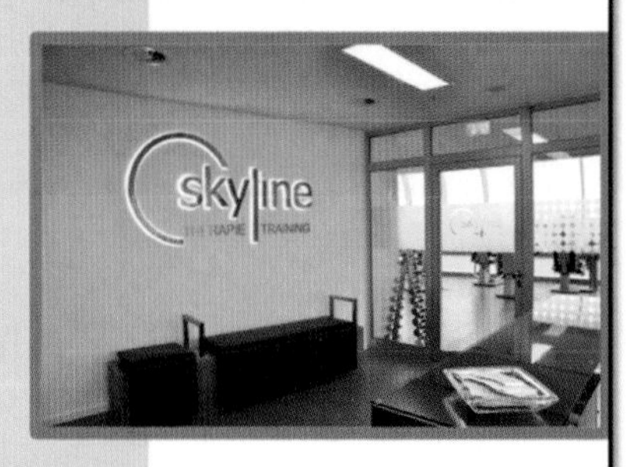

Ulrike Geißler & Devrim Özkan

Programm:
18.00 – 20.00 Empfang für Ärzte und Kooperationspartner
Anschließend Open End mit DJ

Info und Anmeldung unter:
Skyline Therapie Training I Leopoldstr. 82 I 80802 München
www.skyline-tt.de I info@skyline-tt.de I Tel. 089-33037710 I Fax 089-330377129
Rückmeldung bitte bis 1.10.2012

Abb. 4.2 Einladung zum Tag der offenen Tür. (© Devrim Özkan, Skyline Therapie Training)

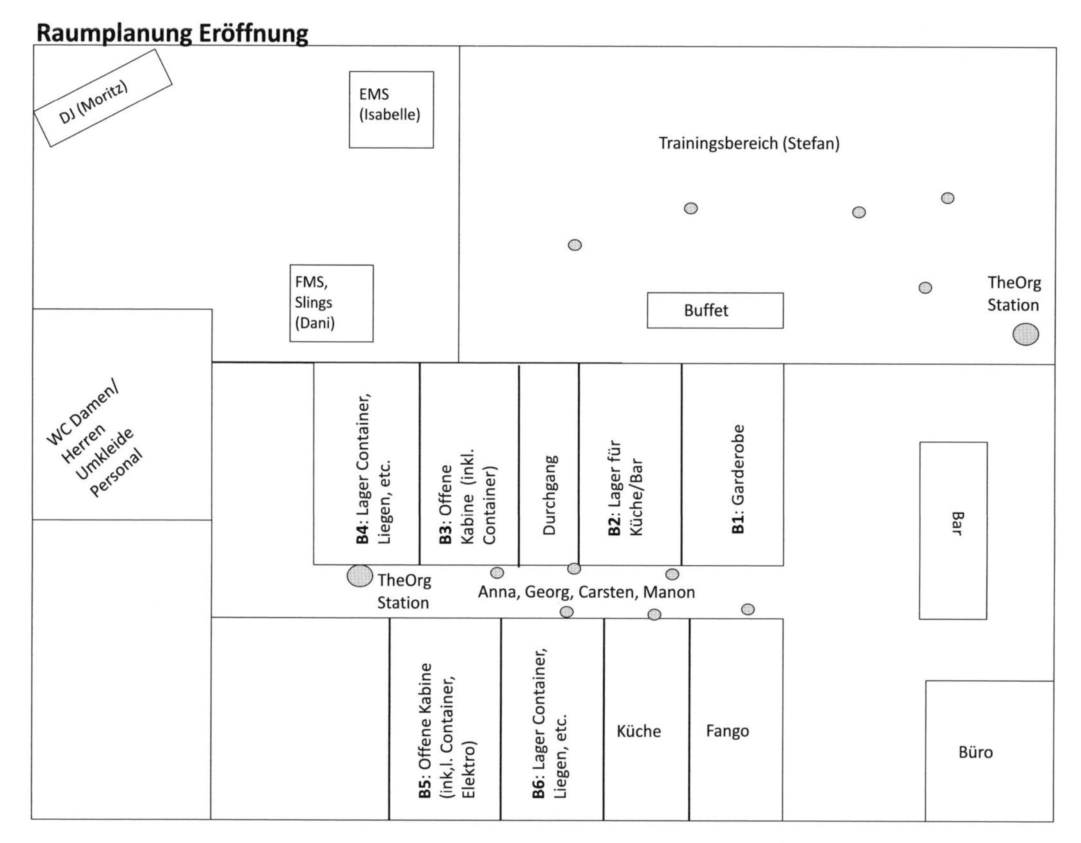

Abb. 4.3 Planung des Tages der offenen Tür: Raumplan. (© Devrim Özkan, Skyline Therapie Training)

4.4.2 Planung und Organisation

Unterschätzen Sie nicht die Organisation solch eines Events. Welche Getränke möchten Sie anbieten? Soll es etwas zu essen geben? Möchten Sie zum Abschied Give-Aways verteilen? Wäre ein Fotograf sinnvoll? Das alles ist natürlich abhängig davon, welches Budget Ihnen zur Verfügung steht. Dann ist zu klären, wer das alles organisiert, einkauft und nett anrichtet. Bestimmen Sie für die Koordination einen Mitarbeiter, der Rest sollte im Team gemanagt werden. Räumen Sie vor der Veranstaltung die Praxis gründlich auf und kennzeichnen Sie Bereiche, für die Sie keinen Zutritt gewähren (einen Raumplan zeigt Abb. 4.3). Fertigen Sie zudem Namenschilder aller Mitarbeiter mit der entsprechenden Funktion zum besseren Kennenlernen. Legen Sie genau fest, wer wofür am Veranstaltungstag zuständig ist (Abb. 4.4). Viel Erfolg!

4.4.3 Checkliste für die Planung

Fertigen Sie eine Bestands- und entsprechende Einkaufsliste an:

- Haben Sie genug Gläser? Becher? Besteck? Tabletts? Servietten?
- Gibt es Kekse, Kuchen, belegte Brötchen, eine deftige Suppe mit Baguette oder gar Häppchen?
- Verteilen Sie die Essensvorbereitung im Team oder organisieren Sie einen Caterer?
- Getränke einkaufen: Wasser, Säfte, verschiedenen Teesorten, Kaffee, Milch, Zucker und Softgetränke.
- Bei einem feierlichen Anlass, wie einem Jubiläum, können Sie Sekt zum Anstoßen kaufen, ansonsten passt Alkohol nicht zum Gesundheitsimage.

Aufgaben

- Aufbau: Carsten, Anna, Ulli, Devrim, Theresia, Moritz , Catering Service, Stefan und Kathrin (gegen 17Uhr)
- Abbau (nachts): Ulli, Devrim, Anna, Georg
- Reinigungsteam kommt nachts
- Restliches Chaos beseitigen morgens: Carsten und Devrim

Bereiche:
- Physio: Anna, Georg, Carsten (Erklärung Behandlungen/Geräte/TheOrg, interdisziplinäre Zusammenarbeit Physio/Spowi)
- Osteopathie: auf Devrim verweisen, Manon (leider erst ab 19Uhr)
- Trainingsraum: Stefan (Chip-Ei, Frei-Geräte, Kleingeräte)
- Gruppenraum: EMS (Isabelle), FMS und funktionelle Trainingsgeräte, z.B. Sling (Dani)
- Springer (Garderobe, Aufräumen, Unterstützung Buffet /Bar etc.): Kathrin, Tanja, Theresia, Roman
- Info zu Kursen: Tanja, Kati
- Begrüßung: Devrim, Ulli

- ! Bitte regelmäßig Toiletten-Check

- Ø Christian im Urlaub

Abb. 4.4 Planung des Tages der offenen Tür: Zuständigkeit aller Mitarbeiter festlegen. (© Devrim Özkan, Skyline Therapie Training)

- Band oder Fußstopper besorgen, um die Eingangstür stets offen zu halten, wenn Sie keine elektrische Schiebetür haben.
- Technikcheck: Was wird gebraucht? PC/Laptop, Beamer mit Netzkabel, Rednerpult, Mikrofon, Verlängerungskabel, Mehrfachsteckdose, Fernbedienung mit Laserpointer?
- Besitzt jemand eine gute Kamera? Im besten Fall mit Blitzgerät? Brauchen Sie dafür Batterien, oder gibt es einen Akku? Oder wäre für professionelle Bilder sogar die Investition in einen Fotografen sinnvoll?

Weitere Vorbereitungen, die getroffen werden müssen:
- Einladungen gestalten (Abb. 4.3), versenden und auf die Homepage stellen,
- Namensschilder erstellen mit Funktion zum besseren Kennenlernen,
- Beschilderung für innen und außen („Toilette", „kein Zutritt", Parkplätze),
- Programm planen,
- Eröffnungsrede schreiben,
- Listen zum Auslegen vorbereiten, in die sich Interessenten eintragen können, die Infomaterial oder E-Mail wünschen,

Praxis-Feedback

Dazu sagt der Physiotherapeut Devrim Özkan:

„Wir haben gerade neu eröffnet. Die Neueröffnung muss definitiv gut geplant sein! Hierfür haben wir als Praxisleitung die Mitarbeiter schon in die Vorplanungen mit einbezogen, um nicht nur die Aufgaben zu vergeben, sondern gemeinsam zu gestalten. Dadurch konnte sich jeder einzelne Mitarbeiter sehr gut mit den Aufgaben identifizieren und hatte ebenfalls den Gesamtablauf im Blick."

- Reinigungspersonal beauftragen, das am Tag vor der Veranstaltung und danach besonders gründlich alle Räume putzt.
  Beachten Sie auch das ▶ Praxis-Feedback.

4.5 Patientenvorträge

Eine weitere Möglichkeit, sich ins Licht der Öffentlichkeit zu rücken und potenzielle Patienten zu erreichen, sind medizinische Vorträge für Laienpublikum. Einmal im Quartal genügt. Wer einen Vortrag plant, sollte sich zuallererst Gedanken darüber machen, wen er überhaupt ansprechen möchte. Auf den ersten Blick mag es vielleicht erstrebenswert erscheinen, so viele Menschen wie möglich ins Publikum zu locken, doch der Arbeits- und Zeitaufwand für einen Vortrag lohnt sich nicht, wenn nur ein oder zwei der Anwesenden wirklich interessant für Sie sind. Begrenzt man dagegen die Zielgruppe zu stark, riskiert man, vor leeren Stuhlreihen zu referieren.

4.5.1 Interessantes Thema wählen

Will man Zuhörer gewinnen, gehört dazu ein Thema, das das Interesse der Zielgruppe weckt. Ideen hierzu ergeben sich oft schon aus dem Feedback von Patienten: Sie werden besonders häufig nach Behandlungsmöglichkeiten gegen Kopfschmerzen im Zusammenhang mit Nackenverspannung gefragt? Das ist ein guter Anhaltspunkt dafür, dass das Thema auf breites Interesse stoßen könnte. Eine gute Quelle für Ideen sind auch Publikumszeitschriften: Sie liefern schon beim Durchblättern eine Fülle von Themen, die gerade aktuell sind – sicher auch einige aus Ihrem Fachgebiet. Ein solches Thema können Sie natürlich als Aufhänger für Ihren Vortrag verwenden und die Thematik qualifiziert aufbereiten. Das Thema muss natürlich zu Ihren Schwerpunkten passen.

4.5.2 Veranstaltungsort

Der Vortrag kann in Ihren Praxisräumen stattfinden. Wenn Sie kein Risiko eingehen wollen, dass dies als standeswidrige Werbung missverstanden werden könnte, können Sie die Veranstaltung in Kooperation durchführen. So erreichen Sie noch mehr Interessierte und sparen Kosten. Vielleicht passt Ihr Vortrag thematisch gut zu einer Selbsthilfegruppe in Ihrer Stadt. Denkbar wären auch eine Krankenkasse, Apotheke oder ein Gesundheitszentrum.

Bevor Sie sich für einen Veranstaltungsort entscheiden, sehen Sie sich die Räumlichkeiten unbedingt persönlich an und überprüfen Sie, welche Ausstattung vorhanden ist. Achten Sie auch darauf, ob eventuell benötigte Geräte, wie beispielsweise Overheadprojektor oder Video-Beamer, vorhanden oder zumindest anschließbar sind. Bei größeren Sälen sollten Sie überprüfen, ob Sie ein Mikrofon samt Lautsprecheranlage benötigen, damit Ihr Publikum Sie auch verstehen kann. Wenn alles steht, informieren Sie rechtzeitig die Öffentlichkeit. Wie Sie eine Pressemitteilung verfassen, lesen Sie in ▶ Abschn. 4.7).

4.5.3 Bereiten Sie sich gut vor

Auch Sie selbst sollten sich entsprechend auf Ihren Auftritt vorbereiten. Damit Ihr Vortrag ein voller Erfolg wird, müssen Sie nicht nur inhaltlich gut gewappnet sein, sondern sollten zudem die wesentlichen Regeln für Vortragende beherrschen:

- Verwenden Sie möglichst keine medizinischen Fachbegriffe.
- Reden Sie in kurzen Sätzen und halten Sie sich kurz.
- Sprechen Sie langsam und deutlich – das erleichtert Ihnen zudem eine gute Atmung.
- Nutzen Sie Höhen und Tiefen Ihrer Stimme und variieren Sie Lautstärke und Sprechtempo für einen lebhaften Vortrag.
- Legen Sie zur Akzentuierung Ihres Redeinhalts Pausen ein.
- Achten Sie auf Ihre Körperhaltung und auf Ihre Körpersprache, dabei sollten verbale und nonverbale Signale übereinstimmen.

Dos and Don'ts

- **Dos**
  - Stehen Sie fest auf beiden Beinen, dem Publikum zugewandt.
  - Bewegen Sie sich im Raum und nutzen Sie Ihre Hände zum Gestikulieren.
  - Halten Sie abwechselnd Blickkontakt mit Ihren Zuhörern.
  - Vergessen Sie das Lächeln nicht.
- **Don'ts**
  - Keine verschränkten Arme vor oder hinter dem Rücken oder aufgestützte Hände in den Körperseiten.
  - Vermeiden Sie den Einsatz des Zeigefingers oder Stirnrunzeln.
  - Keine Hand in der Jacken- oder Hosentasche.
  - Vermeiden Sie das Herumspielen mit Ihrer Brille oder das Klicken mit einem Kugelschreiber.

Unterstützen können Sie Ihren Vortag z. B. mit einem Aufklärungsfilm oder einer Powerpoint-Präsentation. Geben Sie Ihren Patienten zum Schluss die Möglichkeit, Fragen zu stellen.

Sie können entscheiden, ob Sie Im Anschluss noch ein Erfrischungsgetränk und eventuell kleine Häppchen bereitstellen.

4.6 Feedbackbögen und Patientenbefragungen

Bei solchen Veranstaltungen sollten Sie Feedback-Bögen auslegen – schließlich wollen Sie ja wissen, wie Ihr Vortrag oder der Tag der offenen Tür angekommen ist. Bitten Sie Ihre Patienten, diesen am besten noch vor Ort auszufüllen, denn wenn der Patientenfragebogen erst einmal nach Hause getragen wird, findet er wohl kaum den Weg in Ihre Praxis zurück. Und wissen Sie darüber hinaus, was Ihre Patienten über Sie und Ihre Praxis denken? Wird beim nächsten Plausch mit der Nachbarin gar etwas kritisiert? Dann sollten Sie es wissen, um es zu ändern.

Mittels einer Patientenbefragung können Sie herausfinden, was Patienten von Ihnen erwarten, sich wünschen und worüber sich der eine oder andere vielleicht ein bisschen ärgert.

Wichtig

Mit der Befragung sollen Sie Patienten zum Mitdenken animieren und neue Wünsche und Bedürfnisse ermitteln.

Setzen Sie sich vor der Befragung ein konkretes Ziel: Was genau wollen Sie erfahren? Auch der Zeitpunkt der Durchführung ist entscheidend: In den Ferien ist zu wenig Betrieb, und zur Weihnachtszeit sind die Leute meistens zu sehr mit Vorbereitungen und Einkäufen beschäftigt. Stellen Sie nicht zu viele Fragen. Geben Sie Antworten vor, sodass nur das zutreffende Feld angekreuzt werden muss. Bei Bewertungen eignet sich das klassische Schulnotensystem.

Tipp

Lassen Sie aber auf jeden Fall genügend Platz für freie Kommentare – denn grade diese können sehr viel Aufschluss geben.

4.7 Wie schreibe ich eine gute Pressemitteilung?

Ob Sie nun einen Tag der offenen Tür oder Patientenvorträge planen – Sie sollten die örtliche Presse über Ihre Veranstaltungen informieren. Denn damit erreichen Sie noch Interessierte über Ihren Patientenstamm hinaus und gewinnen im Idealfall neue Patienten. Um den ersten Kontakt zu den zuständigen Redakteuren der lokalen und regionalen Medien herzustellen, genügt ein kurzes Telefonat: Skizzieren Sie in wenigen Sätzen, worum es bei Ihrer Veranstaltung geht, und fragen Sie, ob die Zeitung einen entsprechenden Hinweis veröffentlichen würde.

An dieser Stelle können Sie bemerken, dass Ihre Veranstaltung für die Leser oder Hörer interessant sein könnte. Bringen Sie dazu ein entsprechendes Argument, z. B. weil Rückenschmerzen ein Volksleiden sind oder es für die Erkrankung xy eine neue Behandlungsmethode gibt. Geben Sie dem Journalisten einen Anreiz.

Zeigt sich der Redakteur interessiert, bieten Sie an, ihm die wichtigsten Daten umgehend zuzuschicken. Als Faustregel gilt hier: kurz und bündig. Denn was sich nicht auf einen Blick erfassen lässt, wandert in der Redaktion gleich in den Papierkorb. Beantworten Sie unbedingt die obligatorischen „W-Fragen" (wer, wo, was, wann, wie, warum). Natürlich können Sie den Redakteur auch einladen, bei der Veranstaltung vorbeizuschauen, damit er über die Ergebnisse berichten kann.

Wenn Sie einige Tage lang nichts von der Redaktion gehört haben, können Sie sich erkundigen, ob Ihr Schreiben angekommen ist und ob noch Fragen offen sind. Vermeiden Sie es jedoch, zu häufig nachzufragen – das wirkt sich schnell kontraproduktiv aus.

Wertvolle Hinweise geben die ▶ Checkliste sowie der ▶ Tipp vom Grafiker.

Tipp vom Grafiker

Im Internet gibt es jede Menge anregende Beispiele für Pressemitteilungen: Sie können einfach mal in einer Suchmaschine die Stichwörter „Pressemitteilung Physiotherapie" eingeben und die Suchergebnisse mit der Checkliste unten vergleichen.

Checkliste: Gute Pressemitteilung

- Enthält Ihre Überschrift die Kernaussage der Meldung? Ist sie interessant formuliert?
- Steht die Hauptinformation im ersten Satz, spätestens jedoch im ersten Absatz?
- Enthält der erste Absatz alle W-Fragen: wer, was, wann, wo und warum?
- Ist der Text objektiv und nicht werblich?
- Verwenden Sie Fachausdrücke? Wenn ja, haben Sie diese erläutert?
- Konzentrieren Sie sich auf ein Thema?
- Ist Ihr Text interessant? Lassen Sie ihn von einer unbeteiligten Person gegenlesen.
- Haben Sie ein Praxisprofil erstellt?
- Haben Sie einen Ansprechpartner mit allen Kontaktmöglichkeiten genannt?

4.7.1 Kostenlose Verbreitung über Presseportale und soziale Netzwerke

Stellen Sie die Presseinformation auf Ihre Website und nutzen Sie zudem für eine größere Verbreitung kostenlose Presseportale, wie beispielsweise openPR, PRCenter oder medcom24, in denen Sie Ihre Meldung, oftmals auch mit Logo oder Bildern, einstellen können. Darüber hinaus setzen Sie ebenfalls die neuen Social-Media-Marketinginstrumente ein, auf die wir in diesem Kapitel noch näher eingehen werden (▶ Abschn. 4.10): Verbreiten Sie die Meldung auch per Twitter und Facebook. Um Arbeit zu sparen, funktioniert das auch schon gekoppelt. Statt Ihre News zu twittern und zusätzlich noch bei Facebook zu posten, können Sie dies automatisch erledigen lassen. Aktivieren Sie dafür einfach die Twitter-Anwendung unter https://apps.facebook.com/twitter/ für Ihre Facebook-Seite. Von nun an wird Twitter Ihre News nicht nur an Ihre Twitter-Follower senden, sondern auch automatisch auf Ihre Facebook-Seite stellen, falls Sie für Ihre Praxis eine Seite betreiben.

4.8 Tipps zum Umgang mit Journalisten

Bei der Zusammenarbeit mit der Presse sollten Sie einige Fakten beachten, um erfolgreich zu sein. Journalisten leben in einer anderen Denk- und Sprachwelt als Sie: Schließlich müssen sie komplexe Sachverhalte einem meist nicht medizinisch bewanderten Publikum vermitteln und das noch in einer spannenden Geschichte.

1. Wenn Sie ein Interview geben, stellen Sie sich vor, Sie erzählen den Inhalt Ihrem Nachbarn: Sprechen Sie langsam, deutlich und mit Atempausen. Versuchen Sie, komplizierte Sachverhalte kurz und mit einfachen Wörtern zu erklären. Im Rundfunk oder Fernsehen ist selbst für einen Hauptbeitrag im Schnitt nur etwa 20 Sekunden lang Zeit, um das Wichtigste zu vermitteln.
2. Bieten Sie dem Journalisten an, Texte auf sachliche Richtigkeit zu überprüfen. Fordern Sie dies aber nicht ein oder schreiben gar den Text um. Journalisten müssen Sachverhalte vereinfachen und aus Platzgründen verkürzen. Selbstverständlich können Sie darauf bestehen, Ihre Zitate vor der Veröffentlichung zu autorisieren.
3. Journalisten haben einen Redaktionsschluss im Nacken, zu dem Texte auf jeden Fall fertig sein müssen. Melden Sie sich also schnellstmöglich zurück, wenn ein Journalist versucht, Sie zu erreichen: Egal, ob gerade Mittagspause oder schon Feierabend ist. Er wird nicht lange auf Sie warten, schnell wird der nächste Kollege angerufen – somit hätten Sie Ihre Marketingchance vertan. Informieren Sie daher all Ihre Praxismitarbeiter von Ihrer Bereitschaft, mit der Presse in Kontakt zu treten. Rückrufbitten von Journalisten sollten Ihre Mitarbeiter mit einem entsprechenden Vermerk, wie „eilige Journalistenanfrage", kennzeichnen.
4. Jede Geschichte braucht ein Gesicht. In Magazinen werden oftmals die Hauptprotagonisten

Tipp vom Anwalt

Nach dem Heilmittelwerbegesetz (HWG) ist es Physiotherapeuten mittlerweile grundsätzlich erlaubt, sich in der Berufskleidung oder bei der Behandlung abbilden zu lassen. Für die Veröffentlichung von Fotos Ihrer Mitarbeiter müssen Sie sich jedoch vorher die – am besten schriftliche – Einwilligung einholen.

Tipp vom Grafiker

Beachten Sie zum Thema Foto unbedingt die Checkliste – auch bei der Druckqualität. Als Anhaltspunkt: 300 dpi („dots per inch" – Pixel pro Zoll) bedeutet, dass ein Foto für eine Abbildungsbreite von 10 cm etwa 1200 Pixel in der Breite haben muss. Sonst wird es unscharf.

abgebildet, aber gerne werden auch die Experten mit Fotos gezeigt. Dem sollten Sie natürlich offen gegenüberstehen und ein geeignetes Foto in Druckauflösung (300 dpi) bereit halten, am besten sogar im Hoch- und Querformat – das erleichtert auch dem Layouter die Arbeit.

4.8.1 Checkliste: Wie sollte ein gutes Foto aussehen?

- Verwenden Sie keine privaten Urlaubsbilder – Sie wollen schließlich professionell wirken. Das Bild braucht eine gute Qualität (s. ▶ Tipp vom Grafiker). Investieren Sie lieber in einen Fotografen, bevor Sie selbst versuchen, Ihre Praxis in ein Fotostudio umzuwandeln.
- Das Bild sollte möglichst klare Konturen und wenig Motivelemente aufweisen – weniger ist oftmals mehr.
- Trotzdem sollten Sie ein Gruppenfoto Ihres Praxisteams in der Hinterhand haben. Benennen Sie die abgebildeten Personen mit vollem Namen und Funktion.
- Unbedingt müssen die Bildrechte geklärt sein, damit es im Nachhinein nicht zu teuren Geldforderungen kommt: Hat der Fotograf der Veröffentlichung zugestimmt? Und sind die Personen auf den Fotos, also z. B. Ihre Praxismitarbeiter, mit der Publikation einverstanden (s. ▶ Tipp vom Anwalt)?

4.9 Interviewpartner für Medien

Marketing bedeutet, Presse- und Öffentlichkeitsarbeit zu betreiben. Wie das Wort schon sagt, geht es darum, in der Öffentlichkeit bekannt zu werden. Mit Zeitungsanzeigen können Sie auf sich aufmerksam machen, aber hierbei ist offensichtlich, dass Sie Geld für Ihre Positionierung im Blatt bezahlt haben. Nutzen Sie daher eine andere Möglichkeit, in die Medien zu kommen, ohne dass Sie dafür bezahlen müssen – nämlich als Experte in Artikeln oder Sendungen. Unterschätzen Sie dabei nicht das regionale Wochenblatt oder eine Berichterstattung des lokalen TV-Senders, denn das schauen Ihre Patienten aus der Umgebung und finden so den Weg in Ihre Praxis. Durch Interviews in überregionalen Frauen- und Gesundheitszeitschriften, im TV oder Hörfunk können Sie sich sogar deutschlandweit einen Namen machen. Mehr Chancen, als Interviewpartner ausgewählt zu werden, haben Sie, wenn Sie auf besondere Therapien spezialisiert sind, Mitglied oder besser Vorstand in Verbänden und Vereinen sind oder bei Kongressen referieren.

4.9.1 Hinweise zum Fernsehinterview

Fernsehen ist aufregend. Vor allem, wenn man als Experte selbst vor der Kamera stehen soll. Da rückt ein Team aus TV-Redakteur, Kameramann und Tonassistent an, um von Ihnen kompetente Antworten einzuholen. Doch bevor es heißt: „Kamera läuft", beherzigen Sie folgende Tipps:

- Ihr Aussehen ist eher nebensächlich. Bleiben Sie natürlich und verstellen Sie sich nicht, schließlich sollen Sie sich wohlfühlen. Sie müssen also nicht schnell zum Friseur, aber sauber und knitterfrei sollte Ihre Arbeitskleidung schon sein.
- Ihre Wirkung begründet sich durch Ihre Kompetenz. Machen Sie sich vertraut mit dem von der Redaktion angekündigten Thema. Je mehr Fakten Sie parat haben, desto sicherer gehen Sie ins Interview.

- Schauen Sie sich, wenn möglich, vorab die Sendung an, für die Sie interviewt werden, um Aufmachung, Stil und Sprache besser einschätzen zu können.
- Sorgen Sie dafür, dass Sie während des Interviews ungestört sind – dass also kein Telefon klingelt oder Patienten durch das Bild laufen.
- Versuchen Sie, so kurz wie möglich auf die Fragen zu antworten, aber sprechen Sie unbedingt in ganzen Sätzen.
- Verwenden Sie auch bei einem medizinischen Thema möglichst kein Fachvokabular. Erklären Sie komplizierte Sachverhalte an anschaulichen Beispielen aus der Praxis.
- Auch wenn es schwer fällt: Ignorieren Sie die Kamera! Sprechen Sie nicht direkt in die Kamera, sondern unterhalten Sie sich mit Ihrem Bezugspunkt, dem Redakteur. Das wirkt auch für die Zuschauer entspannt und professionell.
- Nehmen Sie an einem Medientraining oder speziellen Seminar zum TV-Interview teil - dann fühlen Sie sich gewappnet.

4.10 Marketing mit Social-Media-Instrumenten

Neben klassischer Öffentlichkeitsarbeit können Sie auch neue Formen des Online-Marketings nutzen: Social Media. Sie haben bestimmt schon von sozialen Netzwerken, wie Facebook, Google+ oder Xing, sowie von Foren und Blogs gehört. In diesem Abschnitt stellen wir Ihnen die Instrumente kurz vor und sagen Ihnen, wie Sie sie bei Ihrer PR einbinden können.

4.10.1 Was ist ein soziales Netzwerk?

Die Social Networks sind die großen Aufsteiger der vergangenen Jahre, obgleich es sie bereits seit Mitte der 1990-er Jahre gibt. Allerdings blieben sie lange eine Randerscheinung, die überwiegend von kleineren Gruppen zur Pflege von Bekanntschaften genutzt wurde. So ließen sich etwa Schulfreundschaften auch über große Entfernungen fortführen.

Soziales Netzwerk

Internetportale, auf denen sich Nutzer ein Profil anlegen und mit anderen Nutzern kommunizieren können, werden als soziales Netzwerk oder Social Network bezeichnet.

Das Profil ist sozusagen das eigene „Zuhause“ im Netzwerk und zugleich eine Art Steckbrief, der Auskunft über seinen Besitzer gibt. Ein Porträtfoto, Name, Wohnort und Kontaktdaten, Beruf, oft auch Angaben zum Lebensweg und zu Vorlieben und Abneigungen sind typische Bestandteile eines solchen Profils. Jeder Nutzer kann durch eigene Sicherheitseinstellungen entscheiden, wie viel von diesen Angaben öffentlich sichtbar ist. Das Internet wird so zum Präsentations- und Kommunikationsraum.

Wichtig

In Anbetracht der Nutzerzahlen und der damit verbundenen Bedeutung sind neue Marketing- und Kommunikationsmöglichkeiten entstanden: Auch Physiotherapeuten können direkt mit Patienten in Dialog treten – und umgekehrt.

Nutzer mit Profilen können im Netzwerk nach anderen Nutzern suchen und sich mit ihnen vernetzen. Bei Facebook heißt das dann „Freunde“, beim Business-Netzwerk Xing sind es „Kontakte“. Es muss sich dabei nicht um bereits bekannte Personen handeln. Für diese Personen sind in der Regel mehr Details vom Profil sichtbar, und mit ihnen kann man über das Netzwerk regelmäßigen Kontakt halten.

Der Mindestnutzen dieser Kontakte ist es, immer über die aktuellen Adressdaten der Netzwerkpartner zu verfügen – sofern diese ihr Profil aktuell halten. Der eigentliche Sinn der Plattformen ist jedoch die Kommunikation. Nutzer können all ihren Freunden mitteilen, woran sie gerade denken, mit ihnen über aktuelle Themen diskutieren, Termine absprechen, sich gegenseitig Artikel oder Filme empfehlen, Fotos zeigen und vieles mehr. Die Betreiber legen viel Wert darauf, die Bandbreite der Interaktionsmöglichkeiten ständig zu erweitern, Facebook hat beispielsweise die Funktion „Videoanrufe“ in sein System integriert: Damit können User telefonieren und sich gegenseitig sehen.

4.10.2 Facebook

Facebook meldet im Oktober 2012 die Zahl von 944 Millionen Nutzern weltweit, 24,6 Millionen davon in Deutschland. Diese vielen Millionen User machen das Portal für Marketingzwecke sehr interessant. Um daraus Nutzen zu ziehen, muss man jedoch zunächst Teil des Netzwerks werden. Geeignet ist für Unternehmen weniger die Einzel-Profilseite als Person, sondern die sogenannte Fanpage. Hier können sich Facebook-Nutzer als „Fans" registrieren, indem sie den „Gefällt-mir"-Button klicken. Diese Fans erhalten von nun an alle Informationen, die die Betreiber der Fanpage an der „Pinnwand" veröffentlichen, direkt auf ihre Facebook-Seite.

Die Fanpage hat sich schnell zu einem nützlichen Werkzeug für die Kommunikation entwickelt. Der große Vorteil: Während bei klassischem Marketing viele Menschen angesprochen werden, die sich für die Markenbotschaft überhaupt nicht interessieren, kommuniziert die Fanpage nur mit echten Markenbotschaftern – mit Fans eben.

Viele größere Unternehmen legen für sich oder ihre Produkte solche Seiten an. Die Fanpage von Nutella etwa zählt über 10 Millionen Fans aus aller Welt. International bekannte Marken haben es natürlich leicht, im Facebook-Universum Fans zu finden. Fanpages von Unternehmen der Gesundheitsbranchen stehen demgegenüber noch am Anfang. Mehrere Kliniken und Arztpraxen haben in ihrem Corporate Design Profile von sich angelegt, präsentieren sich, ihre Leistungen und das Team auf Unterseiten und posten regelmäßig Neuigkeiten und Tipps – von Physiotherapeuten gibt es noch wenige Fanpages.

Tipp

Überlegen Sie sich, ob neben Ihrer bestehenden Website die Fanpage nicht auch für Sie zu einer zweiten Internetpräsenz werden kann, auf der um Patienten geworben wird und durch die Sie zu Ihren Fans einen direkten Draht erhalten.

Fanpage erstellen

Eine Fanpage kann jeder erstellen. Sie benötigen dazu kein Profil als Privatperson. Optisches Aushängeschild Ihrer Facebook-Seite ist das große Header-Bild im Querformat. Es prägt den ersten Eindruck, den Facebook-User von Ihrer Präsenz haben, und sollte entsprechend gut sein. Ein schlecht belichtetes Foto der Hausfassade Ihrer Praxis ist eher ungeeignet. Verwenden Sie professionelle Fotos und erstellen Sie z. B. eine Collage im richtigen Format, die Sie hier platzieren können. Zusätzlich sollten Sie Ihr Logo in das dafür vorgesehene Feld hochladen – es identifiziert Sie bei all Ihren Aktionen bei Facebook stets als kleines Bildchen neben Ihrem Namen.

Tipp vom Anwalt

Beachten Sie, dass Sie auch auf Ihrer Facebook-Seite ein fehlerfreies Impressum führen müssen. Seien Sie bei den Pflichtangaben deshalb sehr sorgfältig. Fehlende oder falsche Angaben können teure Abmahnungen von Wettbewerbern auslösen.

Spannende Inhalte

Verbreiten Sie nicht platt Werbung, sondern eine spannende Abwechslung aus persönlichen Anekdoten und Vorlieben, nützlichen Gesundheitstipps, interessanten Kommentaren zu aktuellen Themen und Linkempfehlungen. Weisen Sie auf Ihren Tag der offenen Tür sowie alle anderen Veranstaltungen hin, und stellen Sie Ihre Pressemeldungen in gekürzter Form ein. Integrieren Sie aktuelle Themen und bejubeln beispielsweise die Nationalmannschaft beim nächsten Fußballturnier. Mit Umfragen zu verschiedensten Themen können Sie Ihre Nutzer zu Feedback und zum Mitmachen einladen. 2–3 Meldungen pro Woche sind das Minimum. Die sozialen Netzwerke sind schnelllebig, sie verändern sich stets, und Nachrichten von letzter Woche gelten fast schon als antik. Wenn Nutzer auf Ihre Seite kommen und nur ältere Einträge vorfinden, kommen sie nicht wieder.

Wichtig

Mehrmals täglich muss die zuständige Person auf die Seite schauen. Zum einen kann es vorkommen, dass User Fragen stellen. Dann ist es wichtig, zeitnah zu antworten. Zum anderen kann es passieren, dass sich

ein unzufriedener Patient kritisch äußert. In solchen Fällen müssen Sie natürlich reagieren.

Beachten Sie auch den ▶ Tipp vom Anwalt in der Infobox.

Google+

Ende Juni 2011 hat der Internetgigant Google ein soziales Netzwerk gestartet: Google+ (oder „Google Plus") weist viele Ähnlichkeiten zu Facebook auf, aber auch einige wichtige Unterschiede. Die enge Integration mit weiteren Google-Diensten (Suchmaschine, Google Mail, Google Maps, Picasa, YouTube) wird sicher für eine schnelle Verbreitung des neuen Netzwerks sorgen. Bereits in den ersten 4 Wochen der Testphase konnte das Projekt über 20 Millionen Nutzer verzeichnen.

Um Teil von Google+ zu werden, ist ein Google-Account notwendig. Das Design des Netzwerks ist schlicht gehalten. Im „Stream" können User – analog zu Facebooks „Pinnwand" – Beiträge veröffentlichen, Fotos und Videos teilen. Mit dem +1-Knopf können Inhalte, wie beim „Gefällt-mir"-Button, im persönlichen Netzwerk oder in der Google-Suche bewertet und empfohlen werden. In Circles (Kreisen) teilen Google+-User ihre Kontakte ein. Diese sind nicht notwendigerweise gegenseitig wie bei Facebook, wodurch Google+ weit mehr Abstufungen ermöglicht – was der Wirklichkeit näher kommt als die pauschale Facebook-„Freundschaft". Eine beliebige Anzahl an Kreisen kann gezogen werden, um besser differenzieren zu können. Tippen Nutzer eine Statusmeldung ein oder laden sie ein Foto hoch, können sie entscheiden, welchen Kreisen sie diese Informationen preisgeben. Auch spielen die Kreise beim Filtern des Streams eine Rolle. So können User in den neuesten Nachrichten bestimmter Personengruppen stöbern.

Auch Produkte, Marken, Vereine, Organisationen, Unternehmen und damit ebenfalls Sie können, analog zu den Fanpages von Facebook, eine Seite bei Google+ einrichten, die explizit Google+ für Unternehmen genannt wird. Unternehmen sollen über die neuen Google+-Pages eine Fanbasis aufbauen und Inhalte mit ihren Fans teilen können. Aber sie können erst dann Verbindung zu den Mitgliedern des Netzwerks aufnehmen, wenn sie selbst von den Anwendern kontaktiert und in einen Kreis aufgenommen wurden. Ebenfalls können Unternehmen ihre Kontakte in verschiedene Kreise einteilen und bestimmte Mitteilungen gezielt an Kundengruppen richten. Mit der Videokonferenzfunktion „Hangout" können Sie beispielsweise Gespräche mit Lieferanten, Kollegen oder Patienten führen.

Tipp

Behalten Sie Entwicklungen der sozialen Netzwerke im Auge und prüfen Sie zu gegebener Zeit, welches Potenzial für Sie in Google+ steckt, und ob es ggf. Facebook ersetzt oder auf beiden Plattformen Aktivitäten notwendig sind.

4.10.3 Xing

Als digitales Adressbuch und Netzwerk für Geschäftskontakte nutzen viele dieses Business-Netzwerk. Im Jahr 2003 wurde das Unternehmen gegründet. Insgesamt zählte Xing im ersten Quartal 2012 weltweit 12 Millionen Mitglieder, davon 5,5 Millionen in Deutschland, Österreich und der Schweiz. Über 60 % der Mitglieder sind männlich. Die Altersstruktur liegt hauptsächlich zwischen 30 und 49 Jahren. 38 % der Mitglieder arbeiten in einem Unternehmen mit mehr als 500 Beschäftigten; 14,6 % davon sogar in Unternehmen mit über 10.000 Mitarbeitern. Dabei sind die unterschiedlichsten Branchen vertreten: beispielsweise der Spitzenreiter mit 14 % aus dem Dienstleistungsbereich, 12 % aus der Industrie, 11 % sind Medienunternehmen und 6 % kommen aus der Medizin- und Pharmabranche.

Aufgrund seiner thematischen Ausrichtung und Zielgruppe stellt Xing für Unternehmen weniger einen Ort für Patientenkommunikation dar. Für den Aufbau und den Unterhalt eines Netzwerks von Geschäftspartnern, Dienstleistern und Medien – regional wie auch überregional – ist es jedoch der richtige Ort. Es dient zudem der Imagepflege und dem Informationsaustausch in der gesamten Healthcare-Branche.

Firmenprofil

Das persönliche Profil lässt sich weiter vertiefen, indem man es mit einem Firmenprofil kombiniert. Um eine Unternehmensseite für die Praxis anzulegen, müssen jedoch mehrere Mitarbeiter bei Xing Mitglied sein. Die Basisvariante ist kostenlos, das Standardprofil für – nach eigenen Angaben – „mehr Präsenz" auf Xing und im Web kostet 24,95 Euro pro Monat, und das Plusprofil mit Besucher- und Abonnentenstatistiken 129 Euro monatlich.

Austausch in Fachgruppen

Neben Profil und Kontaktliste bietet Xing die Möglichkeit, unter einem beliebigen Thema eine Gruppe zu eröffnen oder dieser beizutreten und mit den darin sammelnden Mitgliedern über dieses Thema zu diskutieren. Ob es um sich aktuelle gesundheitspolitische Themen oder fachspezifische Themen handelt – die Bandbreite ist groß. Das Business-Netzwerk zählt insgesamt 50.000 unterschiedliche Gruppen aller Branchen. Je nach Schwerpunkt der Gruppe geht es inhaltlich um Nachrichten aus der Gesundheitsbranche, praxisrelevante Rechtsprechung, Tipps zur Personalführung, Buchempfehlungen sowie Kollegen- und Expertenaustausch bei Fragen oder Problemen.

4.10.4 Twitter

Neben den sozialen Netzwerken im engeren Sinne existieren zahlreiche weitere Angebote im Social Web, die von den Interaktionen der User leben. Der große Internettrend des Jahres 2009 war Twitter, der Mikro-Blog. Twitters Prinzip ist einfach: Jeder registrierte Nutzer kann über die Plattform Nachrichten verfassen, die maximal 140 Zeichen lang sein dürfen. Diese „Tweets" werden direkt von jedem empfangen, der sich beim Absender als „Follower" registriert hat. Die Kürze der Nachrichten macht es möglich, permanent kleine Newspartikel in die Follower-Welt zu schicken.

Das Follower-System macht Twitter zu einem asymmetrischen Netzwerk: Nicht zwangsläufig folgen alle, denen Sie folgen, dann auch Ihren Tweets. Für jeden anderen Twitter-Nutzer ist einsehbar, wem man selbst folgt und welche Follower man hat. Bei beidem ist nicht primär die Anzahl entscheidend – obwohl es natürlich gut aussieht, wenn man viele Follower hat. Gerade die Entscheidung, wem man seinerseits folgt, sollte bewusst getroffen werden. Denn geschickt zusammengestellt entsteht so ein nützliches Informationsportal, das sich ganz an den eigenen Interessen orientiert. Ganz abgesehen davon, dass es für das Image schädlich sein kann, wenn der Praxis-Twitter-Kanal zu vielen abseitigen und irrelevanten Twitter-Nutzern folgt.

Generell bietet Twitter Potenzial für eine professionelle Nutzung und kommt in überregional agierenden Unternehmen als Kommunikationskanal zum Einsatz. Multiplikatoren aus dem Gesundheitsmarkt sind bei Twitter ebenfalls gut vertreten – Gesundheitspolitiker, Verbandsvertreter und Medienleute. Sie können Ihre Twitter-News mit anderen Angeboten vernetzen: Sie können sie beispielsweise automatisiert bei Facebook als Statusmeldungen einlaufen lassen und schlagen so zwei Fliegen mit einer Klappe. Ebenfalls können Sie die klassische Pressearbeit mit diesen Instrumenten ergänzen.

Tipp

Aufgrund der maximal 140 Zeichen müssen oftmals Links, die auf weiterführende Informationen verweisen, verkürzt werden. Das gelingt mit URL-Shorteners wie etwa bit.ly oder tinyurl.com. Über diese Seiten werden Links dann in eine Kurzform umgewandelt, die weniger Zeichen verbraucht.

Fazit

Social-Media-Strategien sind unterschiedlich aufwendig. Alle erfordern sie jedoch persönliches Engagement und Kontinuität. Es geht um Kommunikation mit der Zielgruppe – und Kommunikation ist wechselseitig. Der Nutzen dieses Aufwands liegt im direkten Kontakt, durch den man neben wertvollen Anregungen auch neue Patienten gewinnen kann.

Darüber müssen Sie sich im Klaren sein: Soziale Netzwerke sind Kommunikationsräume. In Communities wird lebhaft diskutiert, Posts werden ständig kommentiert, weitergeschickt und mit einem „Gefällt mir" versehen. So wird das Netzwerk permanent erweitert. Wer sich vor diesem offenen Austausch scheut, sollte von Social Media besser die Finger lassen.

4.11 Sponsoring

Beim Sponsoring treten Sie in erster Linie zwar nicht in direkten Kontakt mit Ihren Patienten, doch wenn Sie einen gemeinnützigen Zweck unterstützen, können Sie mit Sympathie der Öffentlichkeit belohnt werden, binden damit Patienten und gewinnen im Idealfall neue. Als Sponsor geben Sie einem Projekt, einer Organisationen oder einer Veranstaltung Geld oder Sachwerte. Als Gegenleistung kommuniziert der Gesponserte das Engagement öffentlich, indem er z. B. bei Veranstaltungen auf Sie als Partner hinweist und Ihr Praxislogo auf Flyern und anderen Werbeträgern, z. B. T-Shirts, aufdruckt. Auch wenn Ihnen kein hohes Budget zur Verfügung steht, können Sie Ihre medizinischen Fähigkeiten anbieten: z. B. bei einer Sportveranstaltung vor Ort Puls kontrollieren, kleine Verletzungen behandeln, Nachbetreuung übernehmen oder im Vorfeld Beratungsleistungen anbieten.

Wo sind Ihre und potenzielle neue Patienten? Suchen Sie sich eine möglichst passende Sponsorgelegenheit: z. B. lokale Sportveranstaltungen, Gesundheitsprojekte in Schulen oder Institutionen wie Behindertenheimen, Selbsthilfegruppen, Kranken- oder Altenpflegeeinrichtungen, Fitnessstudios oder aber Kultur- und Medienveranstaltungen. Bei einer Spende für die örtliche Kunsthalle fehlt zwar der medizinische Bezug, aber das kann auch den Besuchern imponieren, weil niemand hier mit Ihnen gerechnet hat. Sie sollten sich jedoch vorher Ihren Partner ganz genau ansehen, denn im Sponsoring gilt „Mitgehangen – Mitgefangen": Floppt ein Event oder dopt sich ein von Ihnen gesponserter Sportler, kann Ihr Name unvorhergesehen in negativem Kontext erscheinen.

Bevor Sie eine Vereinbarung treffen, beachten Sie die in der ▶ Übersicht genannten Punkte.

Zu beachten bei Sponsoring

- Welches sind Ihre konkreten Ziele (z. B. Zielgruppe und gewünschtes Image)?
- Treffen Sie sich mit Ihrem Partner persönlich und halten Sie alle Vereinbarungen schriftlich fest.
- Wenn möglich, streben Sie langfristige Partnerschaften an. Je beständiger Sie mit einem Partner zusammenarbeiten, desto besser prägen Sie sich der Öffentlichkeit als Förderer ein.
- Welches Budget steht Ihnen zur Verfügung? Achtung: Kalkulieren Sie neben dem Sponsoring-Geld auch Kosten für Organisation und Kommunikationsmaßnahmen ein.
- Hängen Sie Plakate auf, legen Sie Flyer aus und kündigen Sie Ihr Engagement auf Ihrer Homepage an.
- Informieren Sie Ihr Team, denn Ihre Mitarbeiter haben direkten Kundenkontakt und sollten bei Fragen kompetent Auskunft geben können. Bedenken Sie: Sponsoring wirkt auch nach innen, indem es Ihr Team motiviert und deutlich macht: „Unser Unternehmen bewegt etwas".
- Kontrollieren Sie den Erfolg, z. B. über eine Patientenbefragung

4.12 Service als Marketinginstrument

Mündige Patienten, vermehrte Selbstzahlerleistungen, Zuzahlungen und jede Menge Konkurrenz – Sie müssen sich vermehrt als Dienstleister sehen. Ihre Patienten sind also Ihre Kunden, und so sollten Sie sie auch behandeln – von Anfang an: bei der Terminvergabe, am Empfang, bei der Behandlung und bei der Verabschiedung – immer freundlich, höflich und mit gutem Service.

4.12.1 Terminvereinbarung

Auch wenn viel zu tun ist, dürfen Sie und Ihre Praxismitarbeiter sich den Stress nicht anmerken lassen: weder in der Stimme, wenn schon wieder das

Telefon klingelt, noch in der Mimik vor wartenden Patienten. Und auch wenn der Kalender noch so voll ist, sollten die Mitarbeiter versuchen, eine Lösung zu finden. Kommentare wie „Ich kann auch nicht hexen" sollte sich jeder sparen.

4.12.2 Professionelles Telefonieren

- A und O: Telefonanlage beherrschen.
- Zu schnelles abheben irritiert, zu langsames verärgert.
- Die notwendigen Unterlagen in greifbarer Nähe bereithalten (Kalender, Stift, Block).
- Separaten PC für die telefonische Terminvereinbarung (v. a. in Großpraxen), um Patienten am Empfang nicht unnötig warten zu lassen.
- Günstiger Stellplatz des Telefons, um Kollegen nicht zu stören oder um selbst nicht von Hintergrundgeräuschen abgelenkt zu werden.
- Vorteil Headset: Beide Hände sind frei, bei hoher Geräuschkulisse kann der Raum gewechselt werden.
- Beim Telefonieren nicht essen oder trinken – auch keinen Kaugummi kauen.
- Langsam und deutlich sprechen, kurze Sätze formulieren, keine medizinischen Fachwörter benutzen.
- Lächeln Sie während des Gespräches und gestikulieren Sie – das wirkt lebendig.
- Seien Sie immer höflich und freundlich – auch in schwierigen Situationen.
- Verabschieden Sie den Gesprächspartner mit Namen.

Tipp

Der erste Kontakt zu Ihrer Praxis verläuft in der Regel telefonisch. Für Gehörlose ist das ein Problem, denn eine Terminvergabe über das Telefon ist ihnen nicht möglich. Daher ist es wichtig, Termine auch per E-Mail, Fax oder SMS zu versenden und empfangen. Eine weitere Möglichkeit ist die Online-Terminvergabe, die Sie direkt in Ihre Website integrieren. Dafür gibt es unterschiedliche Anbieter. Lassen Sie sich 2–3 Angebote zuschicken und vergleichen Sie Angebot und Leistung.

Tipp vom Anwalt

Achten Sie darauf, dass Sie für Ihre Warteschleifenmusik die erforderlichen Nutzungsrechte haben, denn sonst müssen Sie GEMA-Gebühren zahlen. Um dies zu vermeiden, wählen Sie eine Melodie aus der Vielzahl sog. lizenzfreier Musik.

4.12.3 Anrufbeantworter

„Guten Tag, leider rufen Sie außerhalb unserer Öffnungszeiten an." So beginnen viele Bandansagen auf Anrufbeantwortern von Praxen. Doch nicht selten hören Patienten nur eine leise, undeutliche Stimme, die von Knacken und Rauschen übertönt wird. Um das zu vermeiden, sollten Sie oder ein Praxismitarbeiter die aufgesprochene Ansage kontrollieren; nicht nur direkt am Gerät, sondern auch durch einen Anruf in der eigenen Praxis. Nur so erhalten Sie genau den Eindruck, den auch Ihre Patienten bekommen.

Fast ebenso wichtig wie ein rauschfreies Gerät ist der Textinhalt: Name der Praxis, gern auch Ihren Slogan oder Ihre Schlüsselbotschaft, Adresse, Behandlungszeiten und der Verweis auf den Piepton vor der kommenden Aufnahme. Diese Punkte umfasst eine gute Ansage in angemessener Lautstärke und ohne Versprecher. Zudem sollte ein Mitarbeiter den Ansagetext sprechen, der die deutlichste Stimme und den am wenigsten ausgeprägten Dialekt hat. Und auch, wenn der Ansagetexte nicht oft erneuert wird, schadet eine regelmäßige Kontrolle nicht. Manchmal spielt die Technik einen Streich und löscht die Ansage. Oder man stellt erschrocken fest, dass es im Oktober noch heißt: „Unsere Praxis ist bis zum 20. August wegen Urlaubs geschlossen."

Musik in der Warteschleife soll Patienten unterhalten. Doch gerade, wenn das Durchstellen oder Rückfragen mal etwas länger dauern, kann ein schrilles „Für Elise" jedoch auf die Nerven gehen. Wählen Sie die Musik für die Warteschleife sehr bewusst aus und stellen Sie sie eher leise ein (s. auch ► Tipp vom Anwalt).

Haben Sie eine Sprechstundenhilfe, können Sie auf Band auch die Zeiten durchgeben, wann Sie auf jeden Fall telefonisch zu erreichen sind – das müssen Sie dann aber verbindlich einhalten. Ansonsten sagen Sie, dass Sie schnellstmöglich zurückrufen werden – das sollte dann idealerweise zeitnah sein oder am nächsten Tag. Lassen Sie v. a. neue Patienten zu lange warten, haben sie schon einen Termin bei Ihrem Kollegen vereinbart.

4.12.4 Kurze Wartezeiten

Anders als in Arztpraxen kommt es bei Physiotherapeuten in aller Regel weniger zu langen Wartezeiten. Das ist gut so, denn bei Ärzten ist dieser Faktor der häufigste Grund für Unzufriedenheit und Abwanderung in eine andere Praxis. Versuchen Sie, immer etwas Luft zwischen den Terminen einzuplanen. Falls es zu Verzögerungen kommt, teilen Sie den Patienten gleich bei Ankunft die voraussichtliche Wartezeit mit. So können sie sich darauf einstellen und in dieser Zeit z. B. noch Telefonate führen oder in Ruhe mit einem Kaffee eine Zeitschrift lesen.

4.12.5 Wohlfühlen in der Praxis

Mit Kaffee und Zeitschrift sind wir beim nächsten Punkt von „Service als Marketinginstrument". Ansprechend eingerichtete Praxisräume und ein netter Wartebereich können einen guten ersten Eindruck verschaffen oder aber den bereits bestehenden positiven Eindruck noch bestätigen. Dafür muss es in Ihrer Praxis nicht wie in einem Designerhotel aussehen. Geschmäcker sind ja bekanntlich verschieden, aber 20 Jahre alt sollte das Mobiliar nicht sein.

Ihre Zielgruppe soll sich bei Ihnen wohlfühlen, und Ihr Einrichtungsstil sollte zu Ihrem Angebot und Ihrer Klientel passen: Liegt Ihre Praxis in einem wohlhabenden Stadtviertel oder eher im ländlichen Gebiet? Für welchen Stil Sie sich auch entscheiden, einwandfrei sauber muss es sein – besonders die Patiententoiletten. Schauen Sie daher öfters auf dem stillen Örtchen nach dem Rechten. Auch wenn es draußen regnet, darf der Eingangsbereich nicht dreckig und rutschig sein – es wäre fatal, wenn sich ein Patient in Ihrer Praxis verletzt. Eine Garderobe und Schirmablage versteht sich von selbst.

Wichtig
Der Wartebereich selbst sollte nicht zu eng und vollgestellt sein – lassen Sie lieber zwei Stühle weg. Und halten Sie ausreichend Abstand zum Empfang, um die Privatsphäre der Patienten zu wahren.

In Ihrer Praxis muss ein gutes Klima herrschen – nicht zu warm, nicht zu kalt und gut belüftet. Sorgen Sie v. a. zwischen den Terminen in den Behandlungsräumen für Frischluft. Ein Wasserspender sollte auf jeden Fall bereit stehen, besonders aufmerksam sind Kaffee und Tee sowie Kekse dazu. Legen Sie verschiedene Zeitschriftentitel aus, um ein breites Interessenspektrum abzudecken. Zudem müssen die Zeitschriften in einem ordentlichen Zustand sein. Erweitern Sie das Angebot um Informationsblätter zu Ihrem Behandlungsspektrum und um Ihre Praxisbroschüre. Zum Lesen muss es hell genug sein, aber nicht grell.

4.13 Patientenkreis erweitern: Barrierefreie Praxis

Machen Sie Ihre Praxis so vielen Menschen wie möglich zugänglich: Müttern mit sperrigen Kinderwagen ebenso wie alten Leuten oder Menschen mit Behinderungen. Gerade in die physiotherapeutische Praxis kommen häufig Menschen mit Bewegungseinschränkungen – sei es mit Krücken oder dem Rollstuhl. Da sind entsprechende bauliche Vorrichtungen ein hoher Serviceaspekt. Was viele jedoch nicht wissen: Rollstuhlgerecht ist nicht gleichzusetzen mit barrierefrei. So haben blinde oder gehörlose Menschen andere Hindernisse zu bewältigen als Rollstuhlfahrer.

Der Grundsatz der DIN-Norm fordert, dass öffentliche Einrichtungen so ausgestattet sein müssen, dass ältere Menschen sowie Menschen mit Behinderung von fremder Hilfe weitgehend unabhängig sein können.

Folgende Kriterien gelten u. a. für eine barrierefreie Praxis (Auszug):

- Es gibt mindestens einen Praxisstellplatz, der die Anforderungen an einen Behindertenparkplatz erfüllt.
- Der stufenlose Zugang erfolgt möglichst über den Haupteingang der Praxis, im Ausnah-

mefall über einen Nebeneingang, wobei eine anlegbare Rampe mit bis zu 6 % Steigung oder ein Treppenlift, der auch mit einem Elektrorollstuhl nutzbar sein muss, als Hilfsmittel akzeptiert werden.
- Die Tür ist mindestens 90 cm breit und die Gänge mindestens 120 cm.
- Das Mobiliar ist so gestellt, dass die Durchfahrt mit einem Rollstuhl möglich ist. Die Praxisräumlichkeiten sind komplett stufenlos bzw. durch einen für Rollstühle geeigneten Aufzug erreichbar.
- Es ist ein barrierefreies WC vorhanden.
- Der Anmeldetresen der Praxis ist stellenweise abgesenkt und ermöglicht so eine Kommunikation auf Augenhöhe mit Rollstuhlfahrern.

Sofern Sie eine barrierefreie Praxis vorweisen können, machen Sie die Öffentlichkeit mit Hilfe all Ihrer Werbemittel, also auf Ihrer Website, auf Flyern und in Anzeigen, darauf aufmerksam.

Die eigene Praxis-Website

A. Schramm

C. Westendorf, A. Schramm, J. Schneider, R. Doll, *Marketing für Physiotherapeuten*,
DOI 10.1007/978-3-642-35153-2_5, © Springer-Verlag Berlin Heidelberg 2013

Viele Patienten möchten eine neue Physiotherapeutenpraxis vor dem ersten Besuch zunächst einmal online unter die Lupe nehmen. Sie holen Informationen natürlich zum Praxisteam ein, zu Fachkenntnissen und Spezialisierungen, den Räumlichkeiten, Öffnungszeiten und Anfahrtswegen. Mit einer eigenen Praxis-Website stillen Physiotherapeuten das erste Informationsbedürfnis und entlasten somit das Mitarbeiterteam. Haben Sie bereits eine Website? Sehr gut. Dann können Sie sich im Folgenden weitere Tipps und Anregungen holen. Wollen Sie eine Praxis-Website erstellen? Dann erfahren Sie in diesem Kapitel, worauf Sie achten müssen.

Was macht eine „gute" Website aus, und was unterscheidet sie von einer „schlechten"? Praxis-Websites sollten immer das Ziel verfolgen, Informationen für ihre definierte Zielgruppe laienverständlich zur Verfügung zu stellen. Das persönliche Beratungsgespräch wird durch eine Website natürlich nicht ersetzt. Internetpräsenzen dienen besonders dazu, neue Patienten auf sich aufmerksam zu machen. Sehen Sie sich dazu beispielsweise die Altersstruktur Ihrer Patienten an: Kommen eher ältere oder jüngere Menschen in Ihre Praxis? Auch das Geschlecht spielt eine Rolle, ebenso wie Ihre Schwerpunkte. Verzeichnen Sie beispielsweise eher ältere Patienten, möchten Ihren Patientenkreis aber um ein jüngeres Publikum erweitern, können Sie dafür Ihre Website optimal nutzen. Stellen Sie dann auf der Internetpräsenz beispielsweise die Themen in den Vordergrund, die junge Erwachsene ansprechen, und bieten Sie moderne Kommunikationslösungen, wie eine Online-Terminvergabe, an. Auch Selbstzahler können Sie mit zusätzlichen Angeboten, wie Massagen, auf Ihrer Website für sich bewerben.

Beachten Sie insgesamt 3 Grundsätze:

- Ihre Internetpräsenz sollte informativ, benutzerfreundlich und ansprechend gestaltet sein.
- Bleiben Sie beim Design Ihrer Linie treu: Achten Sie auf Ihr bereits bestehendes Marketingkonzept.
- Verwenden Sie auch bei Ihrer Internetpräsenz Ihr Corporate Design: Logo, Farben und der Gesamteindruck der Website müssen zu Ihrer Corporate Identity passen (▶ Kap. 2).

Tipp vom Grafiker

Die Suche im Internet mit den Stichworten „Imagefilm Kostenkalkulator" bietet einen schnellen Überblick über die Kosten für einen Imagefilm. Die Kostenfaktoren sind Drehbuch, Drehtage, Filmequipment, Sprecher, Schauspieler, Musik.
Zur Orientierung: Bei einer Filmlänge von 1–2 Minuten gibt ab 4000–6000 Euro es schon ganz vernünftige Lösungen.

Im Folgenden erhalten Sie Anregungen und nützliche Hinweise, Ihre Praxis-Website rechtssicher, publizistisch wertvoll und nutzerfreundlich zu gestalten.

5.1 Vorteile einer Praxis-Website

5.1.1 Aktualität

Informationen im Internet können schnell und einfach verändert und aktualisiert werden – vor allem, wenn die Seite mit einem Content-Management-System erbaut wurde. So können Sie Ihre Patienten stets auf dem Laufenden halten, z. B. über Urlaubstermine, neue Kollegen oder Selbstzahlerangebote.

5.1.2 Verfügbarkeit

Heutzutage suchen Patienten zunehmend im Internet nach Physiotherapeuten – von zu Hause, über Laptops oder unterwegs über internetfähige Mobiltelefone oder Tablet-PCs. Mit einer Website schaffen Sie für Ihre Praxis eine eigene Anlaufstelle im Internet.

5.1.3 Multimedialität

Auf Ihrer Praxis-Website können Sie nicht nur Texte und Fotos online stellen, sondern auch multimediale Inhalte, wie Videos, z. B. einen Imagefilm Ihrer Praxis (▶ Tipp vom Grafiker) oder Podcasts. Des Weiteren können Sie eine virtuelle Führung durch Ihre Praxisräume anbieten.

5.1.4 Reichweite

Das Internet stellt seine Informationen weltweit zur Verfügung. Bei hohem Leidensdruck und besonderen Leistungen nehmen Patienten auch einmal eine weitere Anreise in Kauf.

5.1.5 Kommunikation

Über Ihre Praxis-Website können potenzielle Kunden und auch Stammkunden jederzeit Kontakt zu Ihnen aufnehmen. Mit wenigen Klicks ist ein Kontaktformular ausgefüllt oder eine E-Mail verfasst, wobei Sie hier die Datenschutzbestimmungen beachten sollten.

5.2 Website-Gestaltung

Die Website ist Ihr Aushängeschild im Internet. Machen Sie sich im Vorfeld Gedanken, welche Inhalte und welche Struktur die Website vorweisen soll. Wen und was wollen Sie genau mit Ihrer Internetpräsenz erreichen, und welche Informationen wollen Sie darstellen? Suchen Sie sich vorher Bilder und Grafiken aus, die Sie in die Website einbinden wollen. Aufgrund dieser Inhalte legen Sie dann eine Seitenstruktur fest. Wie viele Unterseiten muss die Website haben, um alle Inhalte darstellen zu können?

Wichtig
Die Klicktiefe sollte idealerweise nicht über 3 Ebenen gehen.

Vordergründig ist wichtig, dass die Internetpräsenz logisch strukturiert ist. Holen Sie sich Anregungen zum Layout und Aufbau im Internet. Sie werden schnell feststellen, welche Websites, beispielsweise von Kollegen, Sie ansprechend und gut strukturiert finden, und wo Sie selbst Verbesserungspotenzial erkennen. Überlegen Sie sich zudem, ob Sie die Zeit und das Wissen haben, Ihre Website selbst zu betreuen, oder dies einer Agentur überlassen.

5.2.1 Webdesigner und Content-Management-Systeme

Wenn Sie Ihre Website überarbeiten oder eine neue Internetpräsenz anfertigen wollen, empfiehlt es sich, einen Webdesigner zu beauftragen, der Ihnen die Grundstruktur Ihrer Website erstellt. Am besten lassen Sie die Internetpräsenz mit einem Content-Management-System (CMS) bauen, statt statisch in HTML (Hypertext Markup Language, Programmiersprache). Dadurch werden Layout und Inhalte strikt getrennt. Das Layout ist dabei der äußere Rahmen der Website. Die Inhalte sind die Texte, Bilder und Grafiken. Diese werden in der Regel oft verändert – was mittels des CMS nach einer Einweisung auch für Laien einfach durchführbar ist.

Tipp

Lassen Sie mindestens einen weiteren Praxismitarbeiter in CMS einweisen. So können Sie die Betreuung der Website an einen festen Mitarbeiter übertragen, und falls einer von Ihnen in Urlaub fährt, können Sie sich bei dringenden Änderungen gegenseitig vertreten.

Beauftragen Sie einen externen Webdesigner, so achten Sie darauf, dass dieser Ihnen tatsächlich zuhört und auf Ihre Bedürfnisse eingeht. Sie sollten sich gut beraten fühlen. Wichtig ist zudem, dass der Webdesigner Ihnen genau erklärt, wie Sie Ihre Website selbst pflegen können, sobald sie fertig erstellt ist. Zudem muss sich die Agentur mit gesundheitsbezogenen Websites auskennen, deren rechtliche Besonderheiten berücksichtigen und auch Ihre persönliche Zielgruppe beachten. Es gibt Webdesigner, die sich auf Gesundheits-Websites spezialisiert haben. Weiterhin kooperieren einige Agenturen mit externen Institutionen, wie beispielsweise der Stiftung Gesundheit, die Gesundheits-Websites zertifiziert. Diese stellt den Webdesignern einen Kriterienkatalog auf Grundlage der anerkannten DISCERN-Kriterien der Oxford University zur Einschätzung der Qualität von Patienteninformationen zur Verfügung. Anhand dessen erstellen die Agenturen eine rechtssichere und publizistisch wertvolle Website, die zudem auch nutzerfreundlich sowie suchmaschinenoptimiert ist. Die Kosten liegen beispielsweise bei einem Umfang von 20 Seiten bei 550 Euro für den Aufwand der externen Gutachter – durch Fördermöglichkeiten können sich die Kosten um bis zu 50 % verringern (mehr Informationen unter www.stiftung-gesundheit.de). Gütesiegel, wie u. a. auch das afgis-Siegel (Aktionsforum Gesundheitsinformationssystem e. V.) oder der HON-Code (Health on the Net Foundation), sind für Patienten ein Anzeichen dafür, dass Ihre Seite vertrauenswürdig ist.

Einige Prüfpunkte der Website-Zertifizierung der Stiftung Gesundheit

- Erfüllt die Website die geltenden rechtlichen Anforderungen?
- Wurden publizistische Sorgfaltsangaben eingehalten?
- Ist die Publikation zuverlässig?
- Wie gut ist die Qualität der Informationen über die Auswahl von Behandlungsoptionen?
- Wie gut ist die Qualität von Community-Eigenschaften und Foren?
- Bietet die Website Unterstützung bei der Navigation?
- Bietet die Website Unterstützung bei der inhaltlichen Orientierung?
- Sind Informationen angemessen und anschaulich präsentiert?
- Ist die Website barrierefrei?
- Ist die Website SEO-optimiert?

Kosten sind abhängig vom Umfang

Die Kosten für die Erstellung einer Website sind von verschiedenen Einflussfaktoren abhängig. Ab 500 Euro aufwärts ist alles möglich. Ein wichtiger Faktor, der die Kosten beeinflusst, ist der Umfang der Website, also wie viele Unterseiten die Internetpräsenz hat. Ebenfalls von Bedeutung sind die Ansprüche an das Design sowie der gewünschte Leistungsumfang: Soll der Webdesigner nur das Layout erstellen oder auch die Inhalte einpflegen? Wenn Sie zudem die Textinhalte nicht selbst erstellen, entstehen zusätzliche Kosten für das Honorar eines Texters oder Journalisten. Sonderfunktionen, wie (geschlossene) Mitgliederbereiche und Anmeldeformulare, erzeugen weiteren Aufwand und entsprechende Kosten.

Wichtig
Für die Website einer Physiotherapeutenpraxis, die einen gängigen Umfang hat und keine dieser Sonderfunktionen enthält, dürfte je nach Stundensatz des Webdesigners mit Kosten zwischen 1500 und 4000 Euro zu rechnen sein.

Lassen Sie sich zudem nicht davon überzeugen, dass der von Ihnen beauftragte Webdesigner alles selbst machen kann. Suchmaschinenoptimierung (SEO, Search Engine Optimization) ist beispielsweise ein wichtiger Bestandteil einer erfolgreichen Internetpräsenz. Über das dazugehörige Spezialwissen verfügt aber nicht jeder Webdesigner. Es gibt SEO-Experten – speziell für den Gesundheitsmarkt, z. B. der Dienst Medizin-SEO (www.medizin-seo.de) – die Ihre Texte und Bilder optimieren, sodass Suchmaschinen, wie etwa der Marktführer Google, Ihre Website unter den ersten Treffern listet.

Laufende Kosten erzeugt eine Website einerseits durch das Hosting : Für den Speicherplatz auf einem Webserver sowie die Domains (Internetadressen) fallen monatlich feste Summen an. Sofern nicht sehr viele Domains registriert wurden, sollten sich diese Fixkosten in der Regel nicht auf mehr als 10 Euro im Monat belaufen.

Der zweite relevante Posten ist der Aufwand für die Pflege der Website. Änderungen, die das Design, also das Layout, beeinflussen, werden gemeinhin vom Webdesigner ausgeführt und je nach Stundenaufwand abgerechnet. Kleinere Änderungen am Text sollten, zumindest bei Websites, die mit CMS erstellt wurden, problemlos vom Praxisteam durchgeführt werden können. Der Zeitaufwand für solche kleinen Korrekturen ist für eingearbeitetes Personal gering. Wie hoch der Pflegeaufwand für die Website tatsächlich ist, hängt in starkem Maße davon ab, ob regelmäßig Änderungsbedarf besteht: ein Newsletter, ein Terminkalender oder die Kommentarfunktion müssen etwa ständig überwacht und gepflegt werden.

Content-Management-System

Achten Sie bei der Erstellung mit CMS darauf, dass die Webdesignagentur bei Ihrer Website ein gängiges CMS-Programm verwendet, wie beispielsweise Wordpress, Typo3 oder Joolma. Manche Agenturen benutzen eigene CMS-Programme. Das zeugt zwar davon, dass sie auf diesem Gebiet sehr versiert sind, der Nachteil für Sie dabei ist aber, dass Sie an dieses Programm gebunden sind. Möchten Sie eines Tages die Agentur wechseln, muss schlimmstenfalls Ihre Website wieder auf ein neues CMS-Programm umgestellt werden.

Bei der Auswahl des CMS-Programms kommt es darauf an, was Sie von Ihrer Website später erwarten. Auf welche Standards legen Sie wert? Wie nutzerfreundlich soll Ihre Seite werden? Können Ihre Mitarbeiter die Seite später mit einfachen Handgriffen pflegen und aktualisieren? Möchten Sie technisch aufwendigere Formulare einbinden? Möchten Sie bewegliche Elemente, wie einen Slider, integrieren? Lassen Sie sich von Ihrem Webdesigner beraten, welche Lösung für die Ansprüche an Ihre Website die beste ist.

Möchten Sie doch einmal das Layout ändern, weil Sie beispielsweise ein neues Logo in anderen Farben verwenden, ist ebenfalls die Arbeit mit einem CMS-System vorteilhaft. Die Webdesignagentur muss dabei nur den äußeren Rahmen, also das Layout, ändern. Die Inhalte bleiben an der gleichen Stelle und werden nicht bearbeitet. Ist Ihre Website jedoch eine statische HTML-Seite, muss jede einzelne Seite geändert werden. Dies verursacht enormen Aufwand und damit verbundene hohe Kosten.

5.2.2 Strukturierung der Website

Layout

Sehen Sie sich verschiedene Websites an. Es gibt viele Möglichkeiten für das Grundlayout, etwa zentrierte und fensterfüllende Layouts. Bei zentrierten Layouts wird der Rahmen der Website auf eine bestimmte Größe festgelegt, beispielsweise 700 Pixel. Das bedeutet, dass die Größe der Seite immer gleich bleibt, unabhängig von der Größe des Bildschirms. Auf einem großen Monitor kann beispielsweise die gesamte Website angezeigt werden. Auf einem kleinen Laptop hingegen ist sie seitlich abgeschnitten. So müssen die Nutzer die Internetseite immer seitlich bewegen, um die Inhalte komplett zu lesen. Das ist für die Besucher kompliziert und nervenaufreibend.

Andere Websites füllen den gesamten Bildschirm – die sog. fensterfüllenden Layouts. Diese sind flexibel gestaltet und passen sich größentechnisch an das jeweilige Endgerät an. So können die Nutzer die Inhalte sowohl auf großen Monitoren als auch auf einem Laptop oder Smartphone problemlos lesen. Je kleiner der Bildschirm des Endgerätes ist, desto länger wird der Textfluss. Die Nutzer müssen jedoch nur nach unten und nicht noch zur Seite scrollen, um den gesamten Inhalt zu erfassen (s. auch das ► Praxis-Feedback).

Praxis-Feedback

Dazu sagt der Physiotherapeut Amad Schayan:

„Der Aufwand lohnt sich absolut: Wir haben unsere Website auf die unterschiedlichen Users abgestimmt und sehr gutes Feedback bekommen. Auch Kollegen gehen nun öfter auf die eigene Website, und Patienten schauen sich länger auf der Website um. Alle haben sie heutzutage unterschiedliche Programme und Computer."

Navigationsleiste

Die Navigationsleiste befindet sich bei den meisten Websites oben oder auf der linken Seite. Der Mensch ist ein Gewohnheitstier: Die Besucher Ihrer Internetpräsenz werden also zuerst oben oder links nach einer Orientierung suchen. Sie können dies auch kombinieren, indem Sie die Hauptnavigation oben platzieren und die Unterpunkte auf der linken Seite. Eine weitere Möglichkeit sind Navigationsleisten, bei denen die Unterpunkte sichtbar werden, wenn die Nutzer mit der Mouse über den Menüpunkt fahren (Mouse-over) oder diesen anklicken. Bei dieser Variante sollte der angeklickte Reiter an der Seite zusätzlich sichtbar werden, damit sich die Besucher besser orientieren können.

Zu einer optimalen Orientierung ist unter langen Texten immer ein Link „nach oben" eingebunden. Dies erleichtert den Nutzern die Bedienung der Seite – genauso wie ein Link zur Startseite, der auf jeder Unterseite vorhanden sein sollte. So finden die Besucher mit einem Klick zurück zum Anfang.

Kopf- und Fußzeile

Weiterhin verfügen viele Websites über sog. Kopf- oder Fußzeilen. Dort stehen in der Regel die gängigen und wichtigsten Informationen, wie Startseite, Impressum, Kontakt, Suche und Hilfe. Die Kopf- bzw. Fußzeile ist ebenfalls auf jeder Unterseite präsent. So sind die wichtigen Daten jederzeit abrufbar.

Tipp

Das Logo und die Adresse der Praxis sollten in der Kopfzeile platziert sein. Dies schafft bei den Nutzern einen Wiedererkennungswert, und die wichtigsten Daten sind mit einem Blick zu erkennen. Das ist besonders wichtig, wenn die Besucher über Google direkt auf eine Ihrer Unterseiten gelangen.

5.3 Wahl der Internet- und E-Mail-Adresse

Über die Internet-Domain, d. h. die Internetadresse der Website, identifiziert sich die Praxis. Sie ist sehr wichtig für die Suche nach Ihrer Praxis im Internet. Leider ist es schwierig geworden, sich eine kurze, aussagekräftige www-Adresse zu sichern. Viele begehrte Adressen sind schon vergeben. Je mehr Wörter eine Internetadresse enthält, desto wahrscheinlicher ist es, dass diese noch verfügbar ist. Die Regel lautet jedoch: Die Domain muss eindeutig sein. Vermeiden Sie es also, willkürlich Keywords aneinanderzureihen.

Um sicher zu gehen, dass Sie keine Geschäftsbezeichnungen und Namensrechte verletzen, wählen Sie am besten den eigenen Physiotherapeuten- oder Praxisnamen und ggf. den Namen des Ortes, beispielsweise www.physiotherapie-mustermann.de oder www.praxis-mustermann.de (s. auch die ▶ Tipps vom Anwalt).

Beantragt wird eine Domain bei der DENIC. Dies ist die Registrierungsbehörde für alle deutschen Domains, also jene mit der Endung „de". Hier gilt das „First-come-first-serve"-Prinzip. Das heißt, wer zuerst kommt, erhält die gewünschte Adresse. Erteilen Sie dem Internetdienstanbieter Ihrer Wahl den Auftrag zur Registrierung der gewünschten .de-Domain – allerdings mit Ihnen als Verwalter und Eigentümer (Admin-C). Wenn Sie einen freien Domain-Namen ausgewählt haben, sollte Ihr Webdesigner Ihnen alle Top-Level-Domains sichern. Das heißt, nicht nur die Endung de, sondern auch com, net, org sollten Sie buchen, ebenso alle Varianten mit und ohne Bindestriche, wie beispielsweise www.physiotherapie-mustermann-praxis.de und www.physiotherapiemustermannpraxis.de. Sie schützen sich damit vor dem Risiko, dass Kollegen diese Domains buchen und Ihnen Konkurrenz machen. Beachten Sie dazu auch den ▶ Tipp vom Grafiker.

Eine Domain kostet im Jahr nur wenige Euro. Entscheiden Sie sich für eine Adresse als Haupt-Domain und leiten Sie alle sekundären Adressen auf diese um. Eine Website doppelt zu betreiben sollten Sie schon aus Gründen der Suchmaschinenoptimierung vermeiden.

Tipp vom Anwalt

Achten Sie darauf, keine Alleinstellungsmerkmale zu behaupten. Die Domain oder die E-Mail-Adresse darf nicht den Anschein erwecken, Ihre Praxis sei die einzige am Ort, oder Sie seien der einzige Physiotherapeut einer bestimmten Fachrichtung. Vermeiden Sie demnach beispielsweise www.der-physiotherapeut-kiel.de oder www.krankengymnastik-hamburg.de.
Ebenso verstoßen Sie gegen das Berufsrecht, wenn Sie innerhalb Ihrer Domain Werbung integrieren: www.der-beste-physiotherapeut.de oder www.der-einzige-krankengymnast.de sind nicht zulässig.
Auch geschützte Namensbestandteile oder Marken sollten Sie als Domain nicht verwenden.

Tipp vom Grafiker

Mehrere Top-Level-Domains auf einmal lassen sich auf den Webseiten von Anbietern wie Strato, United Domains oder 1&1 auf Verfügbarkeit prüfen. Hier erhalten Sie auch einen Überblick über die aktuellen Kosten für die Domain und den Betrieb der Website (das Hosting).

5.4 Inhalte der Praxis-Website

Aussagekräftige und laienverständliche Inhalte sind das A und O einer guten Website. Die Besucher Ihrer Internetpräsenz möchten sich umfangreich über

Ihre Praxis und die angebotenen Leistungen informieren. Durch informative Texte und anschauliche Bilder sowie spezielle Serviceleistungen können Sie sich von der Konkurrenz absetzen. In diesem Abschnitt sind Inhalte gelistet, die auf einer guten Praxis-Website nicht fehlen sollten. Auch finden Sie die nötigen Informationen für eine rechtssichere Website.

5.4.1 Was gehört auf eine gute Praxis-Website?

Das Wichtigste an einer guten Internetpräsenz sind die Inhalte. Daher erstellen Sie vorher ein Inhaltskonzept:

Website-Inhalte und Umsetzung

- Welche Texte, Bilder und Grafiken geben die Schwerpunkte und Leistungen der Praxis präzise wieder?
- Welche genauen Inhalte suchen die Patienten auf Ihrer Website?
- Sind die Inhalte bereits aufbereitet bzw. wie können Sie die Texte angemessen und zielgruppengerecht verfassen? Brauchen Sie eventuell externe Hilfe?
- Welche Kosten und wie viel Zeit müssen Sie für die Erstellung der Inhalte einplanen? Können Sie die Texte später selbstständig bearbeiten?
- Wer übernimmt die Aktualisierungen und achtet darauf, dass veraltete Inhalte entfernt werden?

Die Patienten besuchen Ihre Website, um sich über Öffnungszeiten, Kontaktdaten, Ihr Leistungsspektrum und die Schwerpunkte zu informieren. Sie möchten wissen, wie bestimmte Behandlungsmethoden bei Ihnen ausgeführt werden, und sie wollen einen ersten Blick auf die Praxis und das Team werfen.

Startseite

Führen Sie auf der Startseite, auch Homepage, Frontpage, Indexseite, Leitseite, Einstiegsseite oder Hauptseite genannt, in das Themengebiet der Praxis ein.

- Wer sind Sie?
- Was machen Sie?
- Welche Schwerpunkte zeichnet Ihre Praxis aus
- Welche Leistungen bieten Sie an?

Praxis-Feedback

Dazu sagt der Physiotherapeut Amad Schayan:

„Das ist ein absolutes Muss. Wir haben sehr gute Erfahrungen gemacht mit der optimierten Startseite und gewinnen dadurch definitiv mehr Patienten und auch Kooperationspartner, wie z. B. Ärzte. Sehr wichtig scheint unsere Erreichbarkeit zu sein, die Kontaktmöglichkeiten, die wir anbieten. Wir stellen diese Informationen auf jede unserer Internetseiten – sicherheitshalber."

Stellen Sie sich die potenziellen neuen Patienten vor, die Ihre Website das erste Mal aufsuchen. Diese können dann schon grob abschätzen, ob sie bei Ihnen die Hilfe finden, die sie benötigen. Ist die Startseite interessant und informativ aufgebaut, werden die Besucher sich auch weiterführend auf Ihrer Website informieren. Schreiben Sie hier einen Keyword-optimierten Text über Ihre Praxis und die angebotenen Behandlungsschwerpunkte. Zudem ist es für die Nutzer praktisch, wenn sie Ihre Adresse, Sprechzeiten und Kontaktdaten direkt auf der Startseite finden. Auch einen Link zur Online-Terminvergabe können Sie hier einbinden. So müssen Patienten sich nicht lange durch die Seiten klicken, wenn Sie nur Ihre Telefonnummer suchen (s. ▶ Praxis-Feedback). Der Platz ist sogar in zweierlei Hinsicht verschenkt, wenn Sie Ihre Startseite lediglich als Startseite verwenden, auf der nur „Herzlich Willkommen" steht – aus Patienten- und Suchmaschinenoptimierungssicht.

Praxisteam

Stellen Sie das gesamte Team mit Namen und einigen Worten zur Funktion vor. Kurze Lebensläufe der Physiotherapeuten schaffen bei Patienten Vertrauen. Geben Sie ihren Werdegang, Spezialisierungen und auch persönliche Hobbys an – das sorgt für den „Human Touch". Zudem bieten Fotos von Ih-

Tipp vom Anwalt

Das auch für Physiotherapeuten grundsätzlich anwendbare Heilmittelwerbegesetz (HWG) schränkt die Möglichkeit zur Verwendung von Fotos nicht mehr so stark ein wie früher. Physiotherapeuten ist es mittlerweile grundsätzlich erlaubt, in der Berufskleidung zu werben. Einfache Portraitfotos sind nach dem HWG stets zulässig. Achten Sie allerdings darauf, dass sie von jeder abgebildeten Person eine konkrete schriftliche Einwilligung für die Veröffentlichung des Fotos einholen.

Tipp vom Anwalt

Beachten Sie, dass das Heilmittelwerbegesetz (HWG) in der Publikumswerbung für Verfahren und Behandlungen die bildliche Darstellung von Personen bei der Ausübung der Tätigkeit grundsätzlich nicht mehr verbietet. Fotos von bestimmten Behandlungsmethoden dürfen Sie deshalb zum Zweck Ihrer Werbung nutzen. Sie sollten allerdings vorher abklären, ob im konkreten Einzelfall die bildliche Darstellung rechtlich zulässig ist.

nen und den Mitarbeitern eine gute Möglichkeit, dass Patienten Sie und Ihr Team sympathisch finden. Visuelle Darstellungen lockern Ihre Website auf, und gerade neue Patienten haben großes Interesse daran, das Team selbst schon vorher einmal auf einem Foto zu sehen (beachten Sie jedoch den ► Tipp vom Anwalt).

Leistungsspektrum/Schwerpunkte

Hier können Sie alle Leistungen näher erläutern, die Sie anbieten. Erstellen Sie für jede einzelne Leistung eine eigene Unterseite und verfassen Sie zu jedem Thema einen ausführlichen Text. Die Leistungen sind – gerade wenn Sie Selbstzahlerpatienten gewinnen möchten – der wichtigste inhaltliche Bestandteil Ihrer Website. Hier können Sie sich von Konkurrenten abheben und Ihre Schwerpunkte detailliert darstellen. Die Texte sollten Sie wieder mit Keyword-optimierten Inhalten füllen, sodass Google auch die einzelnen Unterseiten besser findet.

Behandlungsmethoden

Beschreiben Sie an dieser Stelle die einzelnen Therapiemöglichkeiten. Erläutern Sie diese objektiv und nennen Sie auch Risiken; beachten dabei jedoch auch den ► Tipp vom Anwalt. Bieten Sie den Patienten immer an, in einem persönlichen Gespräch die individuellen Möglichkeiten abzustimmen.

Kontakt

Kontaktformulare sind ein unkomplizierter Weg für Patienten, an Ihre Praxis heranzutreten. Dies ist in der Regel der einzige Ort Ihrer Website, an dem Patienten selbst ihre Daten versenden. Um Anfragen zu beantworten, ist es notwendig, dass die Besucher in dem Formular ihre E-Mail-Adresse angeben. Fragen Sie jedoch keine unnötigen Informationen ab, wie Adresse und Wohnort. Diese Daten benötigen Sie zur Beantwortung der Anfragen nicht. Um die Patienten namentlich anzusprechen, wenn Sie eine Antwort formulieren, können Sie auch ein Namensfeld in das Kontaktformular einbinden. Kennzeichnen Sie dann aber Pflichtfelder, beispielsweise mit einem Stern. So wissen die Besucher, welche Felder sie in jedem Fall ausfüllen müssen, damit die Nachricht verschickt wird.

Vergessen die Patienten, eine E-Mail-Adresse anzugeben, sollten sie in einer Fehlermeldung darauf hingewiesen werden. Beispiel: „Ihre Nachricht konnte nicht versendet werden. Bitte geben Sie eine gültige E-Mail-Adresse ein." Legen Sie unter dem Kontaktformular ein Kästchen zum Datenschutz an. Setzen die Nutzer ein Häkchen in das Feld, bestätigen sie, die Datenschutzbestimmungen gelesen zu haben. So sichern Sie sich ab, dass die Besucher damit einverstanden sind, dass Sie ihre Daten erhalten. Erst wenn sie den Datenschutzbestimmungen zustimmen, können sie die Nachricht versenden (s. auch ► Tipp vom Anwalt).

Überlegen Sie zudem, ob Sie sog. Captchas einsetzen wollen. Das ist eine Sicherheitsabfrage, bei der die Besucher einen Zahlen- oder Buchstabencode in ein Feld eingeben müssen, damit die Nachricht versendet werden kann. Dadurch verhindern Sie, dass Sie Spam-Mails über das Kontaktformular erhalten. Gleichzeitig verringern diese Captchas allerdings die Barrierefreiheit der Website, da beispielsweise sehbehinderte Nutzer diese nicht überwinden und somit über das Formular keinen Kontakt mit Ihnen aufnehmen können. Mehr Tipps zu barrierefreien Websites finden Sie in ► Abschn. 5.6.

Tipp vom Anwalt

Nehmen Sie den Datenschutz ernst und achten Sie auf die Einhaltung der datenschutzrechtlichen Bestimmungen. Dies kann spätere Probleme mit Datenschutzbeauftragten, den Patienten oder auch Wettbewerbern vermeiden. Im schlimmsten Fall drohen Bußgelder und Abmahnungen.

Wichtig
Nicht alle Nutzer nehmen Kontakt über das Formular auf. Vielleicht haben ältere Patienten keine E-Mail-Adresse oder möchten gerne telefonisch einen Termin absprechen. Daher sollten Sie unter dem Navigationspunkt „Kontakt" immer auch Ihre Adresse und Telefonnummer angeben.

Anfahrt

Zur Veranschaulichung können Sie eine Anfahrtsskizze einbinden. Achten Sie dabei jedoch auf die Urheber- oder Verwertungsrechte. Auf vielen Websites finden Sie Kartenausschnitte von Google-Maps. Diese können Sie folgendermaßen in Ihre Website integrieren:

Google-Maps in die eigene Website einbinden

1. Geben Sie unter www.maps.google.de Ihre Adresse ein und verschieben Sie den Kartenausschnitt so, wie er auf Ihrer Website erscheinen soll.
2. Rechts oben in der Ecke erscheint ein Symbol, das einer kleinen Gliederkette ähnelt. Dies ist der Button „Link". Klicken Sie diesen an.
3. Es öffnet sich ein Fenster. Klicken Sie auf den unteren Link: Eingebettete Karte anpassen und Vorschau anzeigen.
4. Wieder öffnet sich ein Fenster. Hier können Sie nun die gewünschte Größe Ihres Kartenausschnitts auswählen, beispielsweise „klein".
5. Kopieren Sie den unten aufgeführten HTML-Code, um ihn in Ihre Website einzubinden. Das heißt: Sie markieren den Code, dann gehen Sie mit der rechte Maustaste auf „Kopieren". So ist der Quellcode in der Zwischenablage gespeichert.
6. Öffnen Sie dazu die relevante Seite, beispielsweise die Unterseite „Anfahrt", in Ihrem Web-Editor und fügen den kopierten Google-Maps-Quellcode an die Stelle ein, an der die Anfahrtsskizze auf der Website stehen soll.
7. Nun müssen Sie den neuen Seitenquelltext speichern und auf Ihren Web-Server übertragen.

Die Nutzung von Google-Karten ist grundsätzlich gebührenfrei. Google nimmt zwar seit 2012 Geld für die Einbindung von Karten, doch soll dies erst ab einer Schwelle von 25.000 Seitenabrufen am Tag gelten. Eine Praxis-Website wird diese Zugriffszahlen in aller Regel nicht erreichen. Es ist jedoch möglich, dass sich Googles Geschäftspolitik hinsichtlich der Karten in den folgenden Jahren noch weiter ändern wird. Zudem knüpft Google bestimmte Bedingungen daran, die Kartenausschnitte nutzen zu können. Sie dürfen zwar Google-Karten auf Ihrer Website veröffentlichen, diese jedoch beispielsweise nicht auf einen Flyer drucken. Immer wenn Besucher auf die Google-Karte klicken, gelangen sie auf die Google-Maps-Website. Von dort aus können sie dann beispielsweise den Routenplaner nutzen.

Eine weitere Möglichkeit besteht darin, Kartenausschnitte von OpenStreetMap einzubinden. Seit September 2012 werden diese unter der Lizenz „Open Database Licence (ODbL) 1.0" verteilt. Die Karten sind kostenlos für den privaten und auch den gewerblichen Gebrauch, solange die Lizenzbedingungen eingehalten werden. Die ODbL unterscheidet hierbei zwischen der Nutzung der Daten als Datenbank und der Herstellung eines Werkes („Produced Work") aus den Daten, z. B. einer auf Papier gedruckten Karte.

Tipp

Eine Anleitung, wie Sie Karten auf Ihre Website einbinden können, finden Sie unter: http://wiki.openstreetmap.org/wiki/DE:Karte_in_Webseite_einbinden

Tipp vom Anwalt

Das Heilmittelwerbegesetz (HWG) setzt der Produkt- oder Absatzwerbung von Physiotherapeuten zwar weiterhin Grenzen, auch wenn diese beispielsweise bei der bildlichen Darstellung gelockert worden sind. Die bildliche Darstellung der Veränderung des menschlichen Körpers aufgrund von Krankheiten oder Schädigungen ist mittlerweile erlaubt, allerdings nur, wenn dies nicht in missbräuchlicher, abstoßender oder irreführender Weise erfolgt. Das ist jedoch eine Frage des Einzelfalls, sodass Sie sich bei Zweifeln vorher rechtlich beraten lassen sollten.

Such-Tool

Es gibt Internetnutzer, die mit Hilfe der Navigation oder Links durch die Seiten surfen. Andere suchen lieber direkt auf der Website nach bestimmten Krankheitsbildern oder Behandlungen. Stellen Sie daher ein Such-Tool für Ihre Website zur Verfügung. So können Besucher ihren Suchbegriff eingeben und haben damit alle notwendigen Informationen zu dem gesuchten Thema auf einen Blick, die Ihre Internetpräsenz zu dem Begriff beinhaltet. Dieses Tool sollte sich auf der ersten Ebene der Navigation oder als fester Bestandteil auf jeder Unterseite befinden. So können die Besucher jederzeit auf die Suche zurückgreifen, wenn sie bestimmte Begriffe nicht finden.

Sitemap

Eine weitere wichtige Orientierungshilfe bietet eine Sitemap. Sie ist die Gliederung der Website und führt alle Unterpunkte genau auf. Die Besucher können über die Sitemap mit einem Klick zu jedem beliebigen Navigationspunkt, also zu jeder Unterseite, gelangen. Dazu müssen die einzelnen Punkte so verlinkt sein, dass sie zu der jeweiligen Seite führen. Die Sitemap gehört in die Haupt-Navigationsleiste, damit sich die Nutzer einen direkten Überblick über Ihre Website verschaffen können.

Häufig gestellte Fragen (FAQ)

Einen guten Service für die Besucher stellen die FAQs („Frequently Asked Questions" – häufig gestellte Fragen). In den FAQs können Sie gängige Fragen bereits präzise beantworten. Überlegen Sie, welche Fragen Patienten Ihnen häufig im Zusammenhang mit bestimmten Abläufen oder Behandlungen stellen, und notieren Sie sich diese. Achten Sie darauf, dass Sie schwierige Prozesse laienverständlich erklären.

Hilfefunktion

Die Hilfefunktion dient dazu, den Besuchern zu erklären, wie sie beispielsweise das Kontaktformular nutzen können. In der Hilfe können Sie somit Funktionen der Website erläutern. Besonders ältere Patienten sind häufig nicht ausreichend interneterfahren und kommen mit Formularen nicht auf Anhieb zurecht.

Aktuelles

Weiterhin können Sie in einer Rubrik „Aktuelles" auf Veranstaltungen hinweisen, etwa auf einen Tag der offenen Tür, auf eigene Vorträge oder auf Nachrichten, die für Ihre Patienten interessant sein könnten. Ebenfalls können Sie dort Urlaubstermine und Vertretungen benennen oder ein Archiv Ihrer Pressemitteilungen veröffentlichen. Jedoch: Diese Rubrik muss dann stets gepflegt werden – unterschätzen Sie den Aufwand nicht.

5.4.2 Bilder und Grafiken

Bilder und Grafiken können eine Website aufwerten. Sie sollten diese allerdings nur gezielt einsetzen, und sie sollten stets zum Kontext passen. Fotos von der letzten Weihnachtsfeier bringen Ihren Patienten keinen Mehrwert bezüglich Ihrer Leistungen. Außerdem wirken Fotos von Feiern unseriös.

Eine gute Möglichkeit, den Besuchern Ihre Praxis auch visuell vorzustellen, sind hingegen Bilder der Behandlungsräume, der aktuellen Mitarbeiter oder Fotos, die Ihre Tätigkeit versinnbildlichen. Bieten Sie beispielsweise Fangopackungen an, können Sie beruhigende Abbildungen der Natur darstellen. Damit sind Sie auch in Bezug auf das HWG auf der sicheren Seite (bitte beachten Sie jedoch den ► Tipp vom Anwalt). Stellen Sie auch ansprechende Grafiken zur Verfügung, anhand derer Sie Erkrankungen, Anatomien oder Behandlungen veranschaulichen. Sie können beispielsweise eine Skoliose anhand einer Grafik verdeutlichen. Ebenso können Sie Muskelgruppen oder den Aufbau des menschlichen Körpers grafisch gut darstellen.

Tipp vom Anwalt

Wenn Sie mit einem anderen Unternehmen in Verbindung gebracht werden können und sich dessen Bekanntheitsgrad zu Nutze machen, kann dies als irreführende Werbung wettbewerbswidrig sein und zu teuren Abmahnungen von Wettbewerbern führen.

Wenn Sie Bilder auf Ihrer Website platzieren, können Sie diese in unterschiedlichen Formaten anbieten. Auf der Website sind Fotos und Grafiken aus Platzgründen oft sehr klein. Daher sollten die Nutzer die Möglichkeit haben, die Bilder zu vergrößern. Das funktioniert technisch folgendermaßen: Das kleine Foto auf der Website fungiert dabei als Link. Klicken die Besucher das Bild an, öffnet sich in einem neuen Fenster das gleiche Foto in einem Großformat. So können Patienten Einzelheiten besser erkennen. Zudem haben so alle Bilder und Grafiken auf Ihrer Website zunächst die gleiche Größe und passen sich einheitlich ins Layout ein.

Tipp

Günstige Fotos für Ihre Website finden Sie bei www.photocase.com und www.fotolia.de. Allerdings kann es passieren, dass auch andere Kollegen die gleichen Bilder verwenden.

Sie können auch auf Pressefotos von Unternehmen zurückgreifen, die sich meist in den Presse-Centern auf Firmen-Websites befinden. Hier sollten Sie sich allerdings überlegen, ob Sie mit dem jeweiligen Unternehmen in Verbindung gebracht werden wollen, denn Sie müssen die Quelle des Bildes mit angeben. Rechtliche Hinweise dazu finden Sie in der Infobox ► Tipp vom Anwalt.

5.4.3 Vorschriften und Pflichtangaben

Inhalte auf der Website unterliegen diversen Rechtsvorschriften.

Tipp vom Anwalt

Seien Sie bei den Pflichtangaben im Impressum oder einer sonstigen Rubrik (z. B. „über uns") nicht zu sparsam und sehr sorgfältig. Auch fehlende oder falsche Angaben im Impressum können bei einer spürbaren Wettbewerbsbeeinträchtigung Abmahnungen von Wettbewerbern auslösen.

Impressum

Physiotherapeuten-Websites sind gewerbliche Seiten. Daher unterliegen sie anderen Vorschriften als private Internetpräsenzen. § 5 des Telemedizingesetzes (TMG) regelt, welche Angaben im Impressum auf einer Physiotherapeuten-Website veröffentlicht werden müssen. Erstellen Sie eine eigene Seite für das Impressum (s. dazu auch die ► Übersicht sowie den ► Tipp vom Anwalt). Zudem sollte es über einen Link, meistens in der Fußzeile, von jeder Einzelseite Ihrer Website aus erreichbar sein.

Pflichtangaben im Impressum

- Vollständiger Name des Betreibers; bei juristischen Personen zusätzlich die Rechtsform und der/die Vertretungsberechtigte(n)
- Verantwortliche Person für den Inhalt der Seite
- Praxisanschrift (ein Postfach reicht nicht aus)
- Telefonnummer
- E-Mail-Adresse oder Kontaktformular
- Gesetzliche Berufsbezeichnung
- Staat, in dem sie verliehen wurde
- Name der Berufsordnung
- Institutionskennzeichen
- Bei Gewerbebetrieben: die Umsatzsteuer-identifikationsnummer
- Bei Partnerschaften: das Partnerschaftsregister samt Registernummer

Haftungsausschluss

Um Patienten auf weiterführende Informationen zu verweisen, können Physiotherapeuten externe Links auf ihrer Website einbinden. Aber: Was passiert, wenn die verlinkte Domain verkauft wird und der neue Betreiber rechtswidrige Inhalte publiziert, ohne dass Sie es merken? Damit Sie daraufhin nicht für Veröffentlichungen oder Hinweise Dritter haftbar gemacht werden, sollten Sie einen Haftungsausschluss in Ihr Impressum einbinden (ein Beispiel finden Sie in der Infobox ▶ Tipp vom Anwalt).

Datenschutzerklärung

Sobald bei einer Internetpräsenz, also auch bei einer Praxis-Website, Daten einer Person erhoben werden, muss die Website eine Datenschutzerklärung vorweisen können. Daten werden schon übertragen, wenn Nutzer eine Website besuchen. Dabei wird die IP-Adresse, also das Internetprotokoll des Computers, übermittelt. Die Datenschutzerklärung sollte über Art, Umfang und Zweck der Erhebung und Verwendung dieser Daten informieren. Persönliche Daten sind aber auch die E-Mail-Adresse, der Name oder eine Telefonnummer, die Patienten angeben können, wenn sie Ihnen eine E-Mail schreiben.

Um sicherzugehen, dass die Nutzer die Datenschutzhinweise immer direkt einsehen können, ist zu empfehlen, für die Datenschutzbestimmungen eine eigene Seite zu erstellen, wie beim Impressum. Auch diese Unterseite sollten die Nutzer von jeder einzelnen Seite der Website mit einem Klick erreichen. Weiterführende Informationen zum Thema Datenschutzerklärung erhalten Sie unter www.bfd.bund.de sowie in den Infoboxen (▶ Tipp vom Anwalt).

Tipp

Setzen Sie Analysesoftware ein. Um Besucherzahlen oder Herkunft zu erfahren, benötigen Sie unter Umständen eine ausführlichere Datenschutzbestimmung. Wenn Sie z. B. Google Analytics einsetzen, stellt Google einen Zusatztext zur Verfügung: www.google.com/intl/de_ALL/analytics/tos.html. Eine Open-Source-Alternative stellt die Analysesoftware Piwik dar. Nähere Informationen dazu finden Sie unter www.de.piwik.org.

Werbung

Generell ist es Physiotherapeuten erlaubt, Werbung in eigener Sache sowie Werbung Dritter auf ihrer Website zu veröffentlichen – jedoch mit vielen Einschränkungen. Im Allgemeinen dürfen Physiotherapeuten auf ihrer Website keine herkömmliche Werbung machen. Darunter fallen Formulierungen und Angaben in anpreisender, irreführender, vergleichender und unwahrer Form. Sachliche und berufsbezogene Informationen sind dagegen erlaubt. Das Heilmittelwerbegesetz (HWG), die Berufsordnung der Krankengymnasten sowie das Gesetz gegen den unlauteren Wettbewerb (UWG) regeln, in welcher Form Physiotherapeuten auf ihrer Website werben dürfen.

Tipp vom Anwalt

Als Beispieltext für einen solchen Haftungsausschluss eignet sich: „Trotz sorgfältiger inhaltlicher Kontrolle übernehmen wir keine Haftung für die Inhalte externer Links. Für den Inhalt der verlinkten Seiten sind ausschließlich deren Betreiber verantwortlich." Sollten Sie allerdings Kenntnis von verbotenen oder rechtswidrigen Inhalten der verlinkten Seiten haben, müssen Sie zur Vermeidung einer Haftung den Link auf Ihrer Website entfernen.

Tipp vom Anwalt

Halten Sie die datenschutzrechtlichen Bestimmungen im eigenen Interesse ein. Datenschutzrechtliche Verstöße werden nämlich zunehmend verfolgt und können teuer werden. Neben Abmahnungen von Wettbewerbern drohen auch Geldbußen der Datenschutzbeauftragten.

Urheberrecht

Die Texte der Website sind in Arbeit. Bilder und Grafiken sollen die Inhalte abrunden. Mit Hilfe von Suchmaschinen ist schnell das passende Bildmaterial gefunden und wird auf der Website eingebunden. Aber Vorsicht: Wer hat die Urheberrechte für die Fotos, Karten, Grafiken oder auch Texte? Gerade wenn Sie Anfahrtsskizzen verwenden, sollten Sie nachsehen, wem die Urheberrechte gehören. Ein einfaches Kopieren und Einfügen ist oft nicht zulässig. Auch wenn Bilder vom Praxisteam oder den einzelnen Mitarbeitern erstellt werden, ist Vorsicht geboten, denn die Urheberrechte liegen immer beim Fotografen, nicht bei den abgebildeten Personen. Gleiches gilt, wenn Sie Bilder von einem Praxisflyer auf der Website einbinden wollen.

Tipp vom Anwalt

Die Werbebeschränkungen des HWG sind im Jahre 2012 gelockert worden. Mittlerweile ist es Physiotherapeuten beispielsweise erlaubt, für bestimmte Behandlungsmethoden mit Bildern bei der Behandlung zu werben. Auch Vorher-Nachher-Bilder von Patienten oder die Veröffentlichung von wissenschaftlichen Gutachten, Zeugnissen, Danksagungen und Empfehlungsschreiben von Patienten können Physiotherapeuten auf ihrer Website grundsätzlich zum Zwecke der Werbung abbilden. Allerdings gilt dies nicht generell und ist eine Frage des Einzelfalls. Hierzu sollte man sich besser vorher rechtlich beraten lassen.

Im deutschen Urheberrecht gilt das Schöpferprinzip: Urheber ist der Schöpfer des Werkes (§ 7 UrhG). Nur weil ein Physiotherapeut das Recht hat, ein Foto auf einem Flyer zu veröffentlichen, heißt das nicht, dass Gleiches auch für die Website gilt – hierfür muss der Fotograf ebenfalls zustimmen. Und wenn Sie ein Bild mit den entsprechenden Rechten beispielsweise bei www.fotolia.de kaufen und es auf Ihrer Website veröffentlichen, müssen Sie den Fotografennamen sowie „fotolia.com" im Impressum oder unter den Urheberrechten angeben.

Es gibt hingegen auch „gemeinfreies" Material, dessen Urheberrechte bereits erloschen sind, beispielsweise aus Altersgründen. Lizenzfreie Bilder und Grafiken können Sie problemlos einbinden, ohne die Quellen ausdrücklich im Impressum zu nennen. Weiterhin gibt es „freie Lizenzen", wie beispielsweise Creative-Commons-Lizenzen (CC-Lizenzen). Diese sind in der Regel zwar kostenfrei, trotzdem müssen Sie die Quelle angeben, wenn Sie Kartenausschnitte oder Fotos mit CC-Lizenzen verwenden.

Natürlich dürfen auch Texte oder Textauszüge nicht einfach von anderen Internetseiten oder Büchern kopiert werden. Wenn Sie eine Textstelle zitieren, geben Sie immer die Quelle an (▶ Tipps vom Anwalt).

Beispieltext „Copyright (©) Mustermann. Alle Rechte vorbehalten. Alle Texte, Bilder, Grafiken, Ton-, Video- und Animationsdateien sowie ihre Arrangements unterliegen dem Urheberrecht und anderen Gesetzen zum Schutz geistigen Eigentums. Sie dürfen ohne unsere Genehmigung weder für Handelszwecke noch zur Weitergabe kopiert noch verändert und/oder auf anderen Websites verwendet werden. Einige Seiten enthalten auch Texte, Grafiken und Bilder, die dem Urheberrecht derjenigen unterliegen, die diese zur Verfügung gestellt haben."

Tipp vom Anwalt

Um zu verdeutlichen, dass Sie Ihre Quellen schützen, können Sie im Impressum einen Absatz zum Urheberrecht verfassen (s. Beispieltext).
Neben den Fragen zum Urheberrecht müssen Sie bei den abgebildeten Personen auch daran denken, dass diese ein Recht am eigenen Bild haben und die Veröffentlichung deren Einwilligung voraussetzt.

Tipp

Um Urheberrechtproblematiken zu umgehen, verfassen Sie idealerweise die Texte Ihrer Website selbst. Wenn Sie eine entsprechende Kameraausrüstung besitzen oder sich diese ausleihen können und Sie die Lust dazu haben, schießen Sie eigene Bilder – diese sind nicht nur praxisnah, sondern ganz individuell.

5.4.4 Online-Terminvereinbarung

Die Verwaltungsaufgaben in Ihrer Praxis häufen sich? Das Telefon steht kaum still? Sie oder Ihre Mitarbeiter können gerade nicht ans Telefon gehen, weil sie Ihre Patienten am Empfang und im Behandlungszimmer versorgen? Bei vielen Anrufen handelt es sich um Terminvereinbarungen. Hier können Sie Ihre Mitarbeiter entlasten, indem Sie auf Ihrer Website die Online-Terminvergabe anbieten – Arztpraxen arbeiten bereits damit. Patienten können sich im Internet per E-Mail, Kontaktformular oder sogar per Log-in in den Praxiskalender für einen Termin anmelden. Ihre Mitarbeiter müssen die Daten dann nur noch in den Praxiskalender übertragen, sofern dies nicht schon automatisch geschieht.

Die automatisierte Einbindung ist ein tiefer Eingriff in die jeweilige Praxissoftware. Sie entlastet auf der anderen Seite die Mitarbeiter, da sie selbst die Anfragen gar nicht mehr eintragen und beantworten müssen.

Falls Sie unsicher sind, ob Ihre Patienten Termine überhaupt online vereinbaren wollen, können Sie mit einer kleinen Variante einrichten, die wenig Aufwand bedeutet: die Terminvereinbarung via E-Mail. Bei dieser Lösung bieten Sie Ihren Patienten eine E-Mail-Adresse, über die sie Termine anfragen können. Vorteil für die Mitarbeiter: Sie können die E-Mails bearbeiten, wenn sie gerade Zeit dafür haben. Bei Anrufen ist das nicht möglich. Benutzen Sie dafür nicht Ihre öffentliche info@praxis-mustermann.de-Adresse, denn hier läuft in der Regel alles auf: Spam, Werbung, Informationen. Da kann es schnell einmal passieren, dass eine eilige Terminanfrage untergeht.

Richten Sie daher für die Terminvergabe eine eigene Adresse ein. Eine Variante ist beispielsweise termin@physiotherapie-mustermann.de. Auf dieser Adresse laufen dann ausschließlich Terminanfragen auf. Den Posteingang dieser Adresse müssen Mitarbeiter natürlich mehrfach täglich prüfen.

Tipp

Schauen Sie, wie groß der Bedarf Ihrer Patienten an der Online-Terminvereinbarung ist. Erhalten Sie viele E-Mails, können Sie überlegen, einen Online-Terminkalender auf Ihrer Website zu integrieren. Greifen Ihre Patienten lieber zum Telefon, können Sie sich den Aufwand und die Kosten dafür sparen.

Als zweite Variante gibt es die Möglichkeit, den Praxiskalender schon auf der Internetpräsenz einsehen zu lassen. Dazu müssen die belegten Termine natürlich anonymisiert sein. Besucher Ihrer Website dürfen nur sehen, dass beispielsweise der Termin um 11 Uhr am Donnerstag belegt ist, nicht jedoch, welcher Patient dort eingetragen ist. Patienten können so direkt nach freien Terminen fragen. Der Abstimmungsaufwand verringert sich dadurch.

Die aufwendigste Lösung ist, den Onlinekalender in die Praxissoftware zu integrieren. Patienten können sich dann online direkt in den Kalender

Tipp vom Anwalt

Für den Erinnerungsservice per SMS benötigen Sie die vorherige ausdrückliche – am besten schriftliche – Einwilligung Ihrer Patienten. Anderenfalls könnte diese SMS als unzumutbare Belästigung nach dem Gesetz gegen den unlauteren Wettbewerb (UWG) wettbewerbswidrig sein. Diese Erlaubnis können Sie beispielsweise gut sichtbar (z. B. als Ankreuzkästchen) in das Aufnahmeformular bzw. den Behandlungsvertrag aufnehmen.

eintragen. Dies entlastet die Mitarbeiter am stärksten, hat aber noch weitere Vorteile: Bei den meisten Anbietern können Physiotherapeuten die freien Termine genau definieren. So können freie Terminslots für Fangopackungen oder Krankengymnastik gesondert angelegt und freigehalten werden. Ebenso gibt es die Möglichkeit, Termine für Zusatzangebote vorzuhalten. Damit können Sie die Termine gleich wirtschaftlich planen.

Viele Anbieter von Praxissoftware geben mittlerweile die Möglichkeit, Termine online zu vereinbaren. Hier sind alle Kosten sofort auf einen Blick ersichtlich. Die Anbieter externer Lösungen wie www.terminland.de oder www.imilia.de müssen die Schnittstellen zur Praxissoftware erst noch einrichten. Achten Sie darauf, falls Sie eine externe Lösung wählen, dass die Programmierung der Schnittstelle im Angebot enthalten ist und der Anbieter sich verpflichtet, Ihnen ein funktionstüchtiges System bereitzustellen. Falls Sie eine externe Lösung kaufen, die Schnittstelle aber nicht funktioniert und Ihre Mitarbeiter doch wieder alle Termine per Hand eintragen müssen, ist das ärgerlich. Die meisten externen Anbieter wissen aber um diese Problematik und kennen die Schnittstellen, zumindest zu den großen Praxissoftwaresystemen.

Als besonderen Service bieten Sie einen Erinnerungsservice für Termine per SMS in Ihrer Praxis an (bitte beachten Sie doch den ► Tipp vom Anwalt in der Infobox). Der geeignete Zeitpunkt für die Erinnerung ist bei normalen Behandlungen 2 Tage vor dem geplanten Termin. Wenn Ihr Team innerhalb von 24 Stunden keine Rückmeldung erhalten hat, sollte ein Mitarbeiter anrufen. Falls er dann eine Absage erhält, bleibt immer noch Zeit, einen Ersatz zu finden.

Wenn Sie entschlossen sind, SMS-Erinnerer in Ihrer Praxis einzusetzen, sprechen Sie den Anbieter Ihrer Praxissoftware an, denn viele haben die Funktion bereits eingebunden. Die Buchner & Partner GmbH hat dies beispielsweise in ihrer Software „Starke Termine Online" integriert. Hier verschicken Praxismitarbeiter SMS direkt über den PC. So können Sie auch vorgefertigte Texte für Terminerinnerer anlegen, damit Sie diese nicht jedes Mal neu schreiben müssen.

Zudem gibt es die Möglichkeit der Wartelistenfunktion: Bieten Sie beispielswiese Kurse wie Rückenschule an, aber dieser ist bereits ausgebucht, können Sie eine Warteliste anlegen. Sagt ein Patient ab, wird der erste auf der Warteliste per SMS über einen freien Platz informiert. Dieser kann dann mit Ja oder Nein antworten und sich so die Kursteilnahme sichern.

5.5 Usability der Website

Die Usability, also die Nutzbarkeit Ihrer Website, ist ein bedeutsames Kriterium. Nicht alle Ihrer Patienten sind mit dem Internet groß geworden und surfen täglich im Netz. Daher ist es wichtig, dass sich Ihre Website einfach bedienen lässt und übersichtlich gestaltet ist. Eine unübersichtliche Navigation und kompliziert formulierte Texte führen schnell dazu, dass Besucher die Internetpräsenz nach wenigen Klicks wieder verlassen. Daher sollten einige Kriterien erfüllt sein:

5.5.1 Einfach strukturierte Navigation

Achten Sie darauf, eine klar strukturierte Navigation anzulegen.

Wichtig
Dabei gilt die Faustregel, dass die Besucher Ihrer Website mit idealerweise maximal 3 Klicks an ihrem Suchziel ankommen sollten.

Das bedeutet, dass Ihre Internetpräsenz sich in 3 Unterebenen gliedert. Die Navigation muss zudem so genau sein, dass die Nutzer zu jedem Zeitpunkt wissen, wo auf Ihrer Website sie sich gerade befinden. Binden Sie dazu am besten eine Pfadanzeige als Orientierungshilfe ein. Das kann beispielsweise eine „Breadcrumb"-Navigation („Brotkrumen"-Navigation) sein. Diese Orientierungshilfe wird üblicherweise ober- oder unterhalb der Hauptnavigation angezeigt, sofern diese horizontal verläuft. Die „Breadcrumb"-Navigation zeigt immer ganz genau an, wo auf der Website sich die Nutzer gerade befinden. Dies hat mehrere Vorteile. Hat Ihre Internetpräsenz viele Unterseiten, verlieren die Besucher schnell den Überblick. Geben Sie aber eine Orientierungshilfe an, finden die Nutzer sich einfacher zurecht. Zudem sollten die einzelnen Punkte der „Breadcrumb"-Navigation verlinkt sein, sodass die Patienten mit einem Klick zurück zu den zuvor besuchten Unterseiten gelangen. So müssen Sie sich nicht umständlich durch die Hauptnavigation klicken.

Eine „Breadcrumb"-Navigation kann folgendermaßen aussehen:

- Startseite > Leistungsspektrum > Physiotherapie > Manuelle Therapie

In diesem Fall wäre ein Besucher beispielsweise über die Startseite auf den Hauptmenüpunkt Leistungsspektrum gelangt. Dort hat er sich für den Themenkomplex Physiotherapie interessiert und liest nun den Abschnitt über die Manuelle Therapie. Dieser Besucher befindet sich also auf der dritten Unterseite Ihrer Website. Möchte er jetzt etwas zu einem anderen Unterpunkt der Kategorie Physiotherapie erfahren, klickt er direkt in der „Breadcrumb"-Navigation auf „Physiotherapie", ohne umständlich über die Hauptnavigation zu gehen.

Eine andere Variante wäre die „Zurück"-Funktion, mit der der User jeweils Seite für Seite zurückgehen kann.

5.5.2 Individuelle Titel und URL der Unterseiten

Die Startseite ist durch Ihre Domain, www.praxismustermann.de, gekennzeichnet. Entsprechend sollten auch die Dateinamen der Einzelseiten sein, die das letzte Element der URL (Uniform Resource Locator) bilden. Die URL ist die Webadresse einer Einzelseite, z. B. www.drmustermann.de/Leistungsspektrum/Physiotherapie. Sie dient zur Orientierung und ist auch aus Gesichtspunkten der Suchmaschinenoptimierung entscheidend.

Ebenfalls sollten Unterseiten individuelle Titel erhalten. Diese Titel erscheinen im Reiter der Website und beschreiben kurz den Inhalt der Unterseite:

- Startseite > Leistungsspektrum > Physiotherapie

Wenn die Nutzer sich durch Ihre Website klicken, wird ihnen im Reiter angezeigt, auf welcher Unterseite sie sich befinden. (Mehr Informationen zu URLs und Titeln erhalten Sie in ▶ Kap. 6.)

5.5.3 Interne und externe Links

Auf nahezu jeder Website gibt es auch Links. Interne Links führen auf andere Unterseiten der eigenen Internetpräsenz. Externe Links dienen als Hilfestellung oder zur weiterführenden Information von anderen Website-Betreibern. Sie lotsen zu anderen Seiten. Externe Links sollten sich immer in einem neuen Fenster öffnen, damit die Besucher jederzeit auf Ihre Website zurückfinden.

Kennzeichnen Sie Links immer einheitlich: Meistens sind sie blau und unterstrichen. Das ist kein Muss, trotzdem sollten sich Links vom normalen Textlayout in Farbe oder Unterstreichung unterscheiden. Unverständlich wird es für den Nutzer insbesondere, wenn normaler Text wie ein Link unterstrichen, jedoch in der Folge nicht anzuklicken ist.

Klickt ein Nutzer einen Link an, sollte sich dieser verändern: Dies geschieht meistens durch einen Farbwechsel. Besuchte Links sind dann lilafarben und heben sich so von noch nicht besuchten Links ab. Damit die Besucher wissen, wohin sie beim Klicken gelangen, können Sie sog. „Mouse-Over" verwenden: Fahren die Nutzer mit dem Pfeil der Maus über den Link, ohne ihn anzuklicken, zeigt ein kleines Textfeld an, wohin der Link führt. Dies kann die Internetadresse des Links sein oder ein erklärender Hinweis.

5.5.4 Textvolumen und -strukturierung

In den jeweiligen Unterkategorien erwarten die Besucher informative Texte. Beschreiben Sie Behandlungsmethoden oder Ihre angebotenen Leistungen ruhig ausführlich und detailliert. Das ist auch unter Gesichtspunkten der Suchmaschinenoptimierung (▶ Kap. 6) wichtig.

Überfordern Sie die Leser aber nicht mit langen, unstrukturierten Texten ohne Absätze und Zwischenüberschriften. Immer wenn Sie einen Gedanken abgeschlossen haben, setzen Sie einen Absatz und eventuell eine neue Überschrift. Dadurch wird der Textfluss unterbrochen, und die Leser können die Inhalte besser aufnehmen. Gliedern Sie die Texte also in lesbare Portionen. Achten Sie zudem darauf, laienverständlich zu schreiben. Vermeiden Sie Fachbegriffe bzw. erklären Sie diese. Die Texte sollten ausreichend informieren und die einzelnen Themengebiete detailliert darstellen.

Denken Sie immer aus Patientensicht. Was möchten die Patienten wissen, wenn sie Ihre Website aufsuchen? Geben Sie Ihren Usern die Möglichkeit, sich lange Texte auszudrucken – als Druckversion oder als PDF. Manche lesen lieber das Papier als am Schirm. Zudem können Patienten auf Papierausdrucken Stellen markieren und Rückfragen notieren, falls sie etwas nicht verstanden haben, und mit zum Physiotherapeutengespräch nehmen.

Tipp

Betreuen Sie verschiedene ausländische Patienten, bieten Sie den gesamten Inhalt Ihrer Seite auf Englisch an. Haben Sie viele russisch- oder türkischsprechende Patienten und beherrscht in Ihrem Team jemand diese Sprache, lassen Sie die Website-Inhalte in die entsprechende Sprache übersetzen.

Fazit

Ob eine Website benutzerfreundlich ist, hängt von vielen Faktoren ab. Klicken Sie Ihre Internetpräsenz selbst an und prüfen Sie, ob alle Links funktionieren, und ob Sie Ihre Texte gut strukturiert finden. Testen Sie, ob Sie sich in der Navigation der Website zurechtfinden und zu jedem Zeitpunkt wissen, auf welcher Unterseite Sie sich gerade befinden. Durch diesen kleinen Selbsttest können Sie sich so schon einen ersten Eindruck darüber verschaffen, ob Ihre Website den Usability-Anforderungen genügt. Darüber hinaus sollte dieser Test von mindestens einer unabhängigen Person durchgeführt werden, da Sie ja bereits Ihre Inhalte kennen. Idealerweise, aber selten umsetzbar, können Sie die Testperson Ihrer Zielgruppe bei der Nutzung Ihrer Seite beobachten.

5.6 Vorschriften zur barrierefreien Website

Viele öffentliche Gebäude oder auch Verkehrsmittel sind bereits barrierefrei. Es gibt rollstuhlgerechte Rampen oder Fahrstühle an S-Bahnhöfen sowie zur Orientierung Textansagen für Sehbehinderte. Im Internet bleiben viele Informationen körperlich eingeschränkten Personen verschlossen, weil die Inhalte nicht barrierefrei dargestellt sind. Viele Menschen mit Behinderungen nutzen das Internet, weil es ihnen neue Möglichkeiten bietet, aktiv und einfach am öffentlichen Leben teilzuhaben. Somit sollten auch Websites behindertengerecht aufbereitet sein. Barrierefreie Websites dienen Menschen mit Behinderungen, Menschen, die in ihrer Bewegungsfreiheit eingeschränkt sind und auch Nutzern von Smartphones. Am 1. Mai 2002 trat in Deutschland das Gesetz zur Gleichstellung behinderter Menschen (BGG) in Kraft. Nach § 4 BGG ist eine Website barrierefrei, wenn Menschen mit Behinderungen sie uneingeschränkt und ohne die Hilfe Dritter nutzen können.

Blinde und Sehbehinderte surfen im Internet mit Hilfe der Braille-Schrift (Blindenschrift) als technisches Hilfsmittel oder lassen sich die Texte der Seiten von Screen-Readern vorlesen. Die Inhalte barrierefreier Websites sollen also für jeden Nutzer uneingeschränkt abgerufen werden können: für ältere Menschen, Personen mit technisch veralteten Computern, Sehbehinderte, Gehörlose, Handynutzer usw.

Das größte Problem stellen Internettechniken dar, die es Menschen mit Behinderungen erschweren, bestimmte Websites zu nutzen. Daher sind u. a. folgende Punkte zu beachten:

Die wichtigste Grundlage für eine barrierefreie Website ist, die HTML-Bausteine in einer logischen Reihenfolge und Codierung einzusetzen. Formatieren Sie in dem Seitenquelltext eine Überschrift nur fett, kann beispielsweise ein Screen-Reader dies nicht als Überschrift erkennen. Daher kommt es nicht primär auf das Design der Website als vielmehr darauf an, die HTML-Codes richtig einzusetzen. Ein weiterer positiver Nebeneffekt ist, dass auch Web-Spider, also Programme, mit deren Hilfe Suchmaschinen Websites nach Inhalten durchsuchen, logisch aufgebaute Seitenquelltexte besser im Ranking listen. Das hat zur Folge, dass Suchmaschinen barrierefreien Websites oft ein höheres Ranking zuweisen.

Strukturieren Sie Texte Ihrer Internetpräsenz einfach und unkompliziert. So können Sehbehinderte diese mit Hilfe der Braille-Schrift erfassen. Bilder können leider nicht in gleicher Qualität für Sehbehinderte aufbereitet werden. Daher sollten sie immer beschreibende Texte im Seitenquelltext enthalten, also mit „Alt"- und „Title"-Attributen versehen werden. Außerdem müssen Texte immer auszudrucken und auf jedem noch so alten Computer darzustellen sein. Sehbehinderte und Menschen mit beeinträchtigtem Sehvermögen müssen die Schriftgröße und den Kontrast der Website im Browser skalieren können, um sie ihrer individuellen Sehleistung anzupassen.

Achten Sie darauf, dass Ihre Website klare Schriftarten und starke Kontraste enthält. Verwenden Sie Farben und Kontraste, die für das menschliche Auge angenehm zu lesen und auch von farbenblinden Besuchern leicht zu unterscheiden sind. Stellen Sie beispielsweise ein Balkendiagramm mit roten und grünen Balken dar, haben farbenblinde Nutzer Probleme mit der farblichen Unterscheidung.

Patienten, die an einer körperlichen Behinderung leiden und keine Maus bedienen können, sollten Ihre Website mühelos auch mit der Tastatur benutzen können. Dazu müssen die Besucher jederzeit erkennen, wo in der Navigation sie sich gerade befinden.

Falls Sie aufwendige Animationen oder Oberflächen verwenden, stellen Sie alternativ eine Low-Tech-Variante der Website zur Verfügung. Verzichten Sie dabei auf Flash-Formate, da die Inhalte im

Seitenquelltext nicht angezeigt bzw. alternativ beschrieben werden.

Barrierefreies PDF erstellen

Praxis-Websites enthalten oftmals auch selbst erstellte PDFs, wie beispielsweise Feedbackbögen oder Wegbeschreibungen, die sich die Patienten ausdrucken können. Damit auch Menschen mit Sehbehinderungen diese PDFs lesen können, müssen sie extra formatiert werden. Im Folgenden sind die Basisschritte für ein barrierefreies PDF-Dokument auf Grundlage eines Word-Dokuments erläutert:

Basisschritte für ein barrierefreies PDF-Dokument

1. Grundlegend ist eine eindeutige Struktur des Dokuments.
2. Strukturieren Sie Ihr Word-Dokument mit Hilfe der vorgegebenen Formatvorlagen (Überschriften, Standardtext etc.).
3. Nutzen Sie für Layouttechniken die vorgesehenen Hilfsmittel (z. B. „Seitenlayout" > „Spalten" statt Tabulator).
4. Versehen Sie Grafiken mit Alternativtexten („Grafik formatieren" > „Alternativtexte").
5. Um die Vorlesefunktion eines Screen-Readers zu unterstützen, muss die Sprache des Dokuments angegeben sein („Überprüfen" > „Dokumentenprüfung").
6. Beim Speichervorgang unter „Optionen" die Dokumentenstrukturtags aktivieren.

Fazit

In der Tat ist die Umsetzung zu einer barrierefreien Website mit einigem Aufwand verbunden. Sie bieten damit aber einen besonderen Service. Je nachdem, wie Ihre überwiegende Patientenzielgruppe aussieht, sollten Sie eine Optimierung gut abwägen.

Suchmaschinenoptimierung (SEO): Bei Google gefunden werden

A. Schramm

C. Westendorf, A. Schramm, J. Schneider, R. Doll, *Marketing für Physiotherapeuten*,
DOI 10.1007/978-3-642-35153-2_6, © Springer-Verlag Berlin Heidelberg 2013

Das Internet mag die revolutionärste Erfindung des späten 20. Jahrhunderts sein, aber ohne Suchmaschinen wäre es heute praktisch wertlos. Niemand könnte der Informationsflut Herr werden, wenn die Stichwortsuche von Google & Co. sie nicht zugänglich machen würde. Die Suchmaschinen helfen uns tagtäglich, die Nadel im Heuhaufen (◘ Abb. 6.1) zu finden. Fast 90 % der Internetnutzer orientieren sich mit Hilfe von Suchmaschinen im Internet.

Wer mit seiner Praxis-Website im Internet präsent sein will, muss dafür sorgen, dass potenzielle Patienten, zuweisende Ärzte und mögliche Kooperationspartner sie mit Suchmaschinen finden kann. Wenn die Physiotherapeuten-Website bei den wichtigen Suchbegriffen in den Trefferlisten der Suchmaschinen nicht auftaucht, ist es Zeit zu handeln. Es gibt viele Strategien, die eigene Internetpräsenz für Suchmaschinen attraktiver zu gestalten. Mit eben diesem Ziel beschäftigt sich die Suchmaschinenoptimierung (abgekürzt SEO, nach dem englischen „Search Engine Optimization"). Dieses Kapitel bietet eine kurze Einführung in dieses Gebiet.

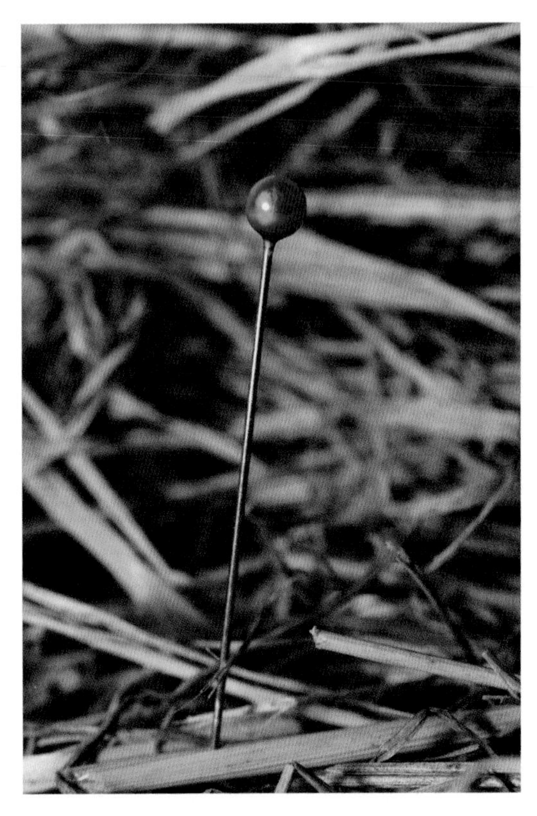

◘ **Abb. 6.1** Suchmaschinen helfen uns, die Nadel im Heuhaufen zu finden. (© Gerhard Paukstat/Fotolia.com)

6.1 Grundlagen

Hinter der Suchmaschinenoptimierung steckt weder Hexerei noch Betrug, sondern viel analytisches Knowhow und harte Arbeit. Suchmaschinenoptimierer analysieren, wie Suchmaschinen funktionieren, und passen Internetseiten so gut wie möglich an diese Kriterien an: Sie optimieren sie für die Suchmaschinen. In Deutschland steht dabei die Suchmaschine Google im Zentrum: Mit einem Marktanteil von fast 90 % hat Google praktisch ein Monopol (◘ Abb. 6.2).

6.1.1 Wie funktionieren Suchmaschinen?

Millionen von Menschen benutzen täglich viele Male eine Suchmaschine, ohne sich zu fragen, wie die Ergebnisse eigentlich zustande kommen. Suchmaschinen sind riesige Sammel- und Sortiermaschinen für Informationen aus dem Netz. Natürlich kann eine Suchmaschine nicht für jede einzelne Suchanfrage das gesamte Internet durchforsten – die Datenmasse wäre kaum zu bewältigen, und es würde sehr lange dauern. Deshalb betreibt jede Suchmaschine unzählige Datensammler: eigenständige Programme, Crawler oder Spider genannt, die ständig im Netz unterwegs sind, sich Websites anschauen und die wichtigsten Daten erfassen. Diese Informationen werden in einem riesigen Index archiviert. Dieser Index der Suchmaschine ist gut sortiert und kann blitzschnell abgefragt werden. Aus ihm holt sich die Suchmaschine ihre Ergebnisse.

Die Informationen, die der Crawler von einer Website analysieren kann, sind begrenzt. Crawler verstehen grundsätzlich nur Texte. Für die Inhalte von Videos und Bildern sind sie ebenso blind wie für das Design einer Seite. Von seinem Besuch nimmt der Crawler also nur Wörter mit, die sich in irgendeiner Form im Programmcode der Website befinden.

Aber wie kommt die Sortierung der Ergebnisliste zustande? Warum steht ein Ergebnis auf Platz 1,

Suchmaschinen

Suchmaschine	Besuche	Aktionen
Google	740	5266
Google Images	16	19
T-Online	11	93
Ecosia	7	85
Bing	4	23
Yahoo!	4	47
Ask	3	46
Conduit.com	3	24
123people	1	2
AOL	1	15
Babylon	1	1
GMX	1	2
ICQ	1	2
MyWebSearch	1	1

Abb. 6.2 Beispiel für die Anzahl der Aufrufe einer Website von Suchmaschinen

ein anderes auf Platz 164, wenn doch beide Websites das Suchwort enthalten? Die Relevanz von Treffern bestimmen die Suchmaschinen nach komplexen Algorithmen, in denen viele verschiedene Kriterien zusammenfließen. Welche Kriterien das im Einzelnen sind, ist Geschäftsgeheimnis der Suchmaschinenanbieter. Bei Google kommen aktuell mehr als 200 Parameter zum Einsatz, um die Rangfolge von Suchergebnissen zu errechnen.

Natürlich sind einige der Kriterien leicht zu erschließen, andere sind sogar offiziell bestätigt. Ein Beispiel: Fast ein Mythos unter den Besitzern von Internetseiten ist Googles PageRank. Diese Kennziffer ist nach Larry Page, einem der Erfinder der Suchmaschine, benannt und war einst der Grundstein für Googles phänomenalen Siegeszug. Sie beruht darauf, dass Googles Crawler registrieren, welche Links auf Internetseiten verweisen. Vereinfacht gesagt haben Seiten, die besonders oft von anderen Seiten verlinkt werden, einen hohen PageRank, Seiten mit wenig solcher „Backlinks" einen niedrigen. Google betrachtet Links als Empfehlungen für die verlinkte Seite. Und so ist der PageRank praktisch eine Skala für die Popularität einer Seite im Netz. Diese kann als ein Kriterium genutzt werden, um die Seiten in einer Suchmaschinentrefferliste zu hierarchisieren. Der PageRank selbst gilt heute eher als Relikt und hat nur noch geringen Einfluss auf die Sortierung der Suchergebnisse. Wie vieles andere aus der Frühzeit der Suchmaschinen war er zu leicht zu manipulieren, seitdem kluge Webmaster Links tauschten, verkauften oder Kommentarfelder von Blogs mit Links vollstopften. Die modernen Mechanismen sind komplexer und schwerer zu manipulieren.

6.1.2 Nutzerangepasste Ergebnisse

Bei modernen Suchmaschinen sieht nicht mehr jeder Suchende dieselben Ergebnisse. Längst haben Suchmaschinenbetreiber damit begonnen, allerlei nutzerbezogene Kriterien in die Suche einzubeziehen. So erhält beispielsweise ein Nutzer in Mainz, der das Suchwort „Physiotherapie" bei Google eingibt, andere Ergebnisse, als wenn jemand an einem Computer in Ingolstadt dasselbe sucht. Google registriert dabei über die Kennung des anfragenden Computers den Standort des Nutzers. Bei Suchanfragen, die üblicherweise lokal gemeint sein dürften, bietet die Suchmaschine dem Nutzer auch Ergebnisse in der Nähe seines Standortes an. Aber über die Lokalisierung hinaus nimmt Google längst Anpassungen vor, die auf dem persönlichen Such- und Klickverhalten eines Nutzers basieren.

Seit Anfang des Jahres 2012 sozialisiert Google die Websuche zunehmend. Dabei integriert der Internetgigant Blogeinträge und Fotos aus den eigenen sozialen Diensten, wie Google+ und Googles Fotodienst Picasa, direkt in die Suchergebnisse. Das bedeutet, es werden somit nicht mehr nur die Ergebnisse aus dem öffentlichen Web angezeigt, sondern auch Links zu Inhalten aus dem eigenen Netzwerk. Auch auf die Sortierung der Treffer hat dies erheblichen Einfluss.

6.1.3 Nutzerverhalten

Nicht jede Position in den Suchergebnissen zu einer Suchanfrage ist gleich viel wert. Das liegt ganz wesentlich an der Art, wie Nutzer sich Informationen im Internet aneignen. Studien haben ergeben, dass die Wahrnehmung viel selektiver und ungeduldiger abläuft als beispielsweise beim Lesen eines Buchs oder einer Zeitung. Nutzer überfliegen schnell Texte, sie lesen nicht gründlich. Hängen bleiben sie nur, wenn etwas durch Platzierung, Hervorhebung oder sonstige, auch individuell verschiedene Kriterien ihre Aufmerksamkeit in besonderem Maße auf sich zieht.

Bei der Wahrnehmung von Suchergebnislisten wirkt sich diese Eigenheit umso stärker aus: Die weitaus größte Aufmerksamkeit widmen Nutzer den ganz oben stehenden Ergebnissen, wie Eyetracking-Studien belegen. Hierbei werden die Blicke der Probanden erfasst und beispielsweise ermittelt, welche Punkte genau betrachtet werden. Die Wahrscheinlichkeit, dass ein Ergebnis angeklickt wird, liegt für das topplatzierte Ergebnis bei über 50 %. Beim Zweitplatzierten sind es nur noch ca. 14 %, beim dritten nicht einmal mehr 10 %. Die Ergebnisse der zweiten Seite schauen sich die meisten Suchmaschinennutzer überhaupt nicht mehr an.

6.2 Analyse

In der Medizin gilt: Zunächst wird die Ursache für die auftretenden Symptome geklärt, dann erst kann über die richtige Behandlung entschieden werden. Wenn eine Website nicht so gut in den Suchergebnissen erscheint, wie es sich die Betreiber wünschen, wird jedoch oft aus dem Bauch heraus gehandelt und Maßnahmen mit vagen Vermutungen begründet. Dies wird in den meisten Fällen jedoch wenig nützen. Denn echte Suchmaschinenoptimierung ist ein empirisches Geschäft und beginnt mit einer gründlichen Anamnese, wobei man einen Schritt nach dem anderen machen muss.

6.2.1 Zielgruppen bestimmen

Die meisten Internetseiten schaffen es lediglich für eine Handvoll Suchanfragen auf die vorderen Plätze der Suchergebnislisten. Es gilt also, zielorientiert zu arbeiten, die begrenzten Ressourcen in die richtigen Maßnahmen zu investieren und auf das richtige Pferd zu setzen. Der erste Schritt ist die Frage: Wen soll die Seite überhaupt ansprechen? Wer soll über die Suchmaschinen zu der Seite finden?

Eine Physiotherapeuten-Website ist natürlich für die Patienten, lautet die einfache Antwort. Aber wie so oft im Leben ist diese Antwort zu simpel. Wie jede Art des Marketings arbeitet auch Suchmaschinenoptimierung dann am besten, wenn die Zielgruppen klar definiert werden. Um welche Patienten, mit welcher genauen Art von Beschwerden – Rücken, Knie, Schulter – geht es also genau? Bieten Sie vielleicht eine ganz bestimmte Therapiemethode an, mit der Sie gefunden werden möchten? Soll die Website neue Patienten auf die Praxis aufmerksam machen? Wenn ja, welche Art von neuen Patienten soll in die Praxis geführt werden? Geht es darum, Stammpatienten über die Praxis auf dem Laufenden zu halten? Und was zeichnet diese Gruppen jeweils unter Berücksichtigung der Besonderheiten der Praxis aus? Handelt es sich z. B. größtenteils um alte bzw. junge Menschen, Frauen oder Männer, um

Menschen mit einem bestimmten Lebensstil oder besonderen Gewohnheiten und Hobbys? Sollen Menschen nur im engen, lokalen Umfeld angesprochen werden oder überregional?

Tipp

Versuchen Sie, die Zielgruppen aufzulisten und so präzise wie möglich zu charakterisieren. So schaffen Sie sich die optimale Arbeitsgrundlage für alle weiteren Schritte.

6.2.2 Wonach sucht die Zielgruppe?

Auf die Definition der Personengruppen, die mit einer Website angesprochen werden sollen, folgt die Keyword-Analyse. Als Keywords werden hierbei jene Suchworte und Wortkombinationen bezeichnet, die ein Internetnutzer in die Suchmaschinenmaske eingibt. Die Identifikation der Keywords, mit denen eine Zielgruppe nach den Angeboten der zu optimierenden Website sucht, ist der neuralgische Punkt der Suchmaschinenoptimierung. Doch wie findet man die richtigen Keywords? Der wichtigste Kniff ist, nicht von Angebots- bzw. Anbieterseite her zu denken. Es geht um das Problem, das die Menschen in die jeweilige Praxis führt.

Physiotherapeuten sollten sich – für jede Zielgruppe einzeln – folgende Fragen stellen:

Suchverhalten der Patienten ermitteln

- Mit welchen Worten beschreibt die Mehrheit der Zielgruppe das, was ich mache? Was für jemanden suchen sie, wenn sie mich suchen?
- Mit welchen Wünschen kommen die meisten Menschen in meine Praxis? Welche Symptome sind am häufigsten?
- Mit welchen Worten beschreiben die Patienten ihr Problem zu Beginn, bevor sie im Gespräch Fachbegriffe aufschnappen?

Das beste Recherchewerkzeug liefert Google mit seinem Keyword-Tool (https://adwords.google.com/select/KeywordToolExternal). Hier kann man auf Googles eigene Statistikdaten zugreifen und herausfinden, wie oft bestimmte Begriffe und Wortkombinationen tatsächlich gegoogelt werden.

Tipp vom Anwalt

Achten Sie darauf, dass Sie nicht geschützte Namensbestandteile (z. B. Kennzeichen, Marken) nutzen. Das Verhalten könnte sich sonst auch sog. „Domaingrabbing" darstellen. Dies kann im Einzelfall eine Rechtsverletzung sein, insbesondere, wenn der Eindruck entsteht, zwischen Ihrer Praxis und dem Rechtsinhaber bestehe eine Verbindung. In diesem Fall drohen teure Abmahnungen der Rechteinhaber.

Überwiegend wohnt der Patientenstamm eines Physiotherapeuten im direkten Umfeld. Lediglich bei seltenen Spezialisierungen ist ein überregionales Marketing sinnvoll. Man kann daher davon ausgehen, dass Patienten nach einem Physiotherapeuten am Wohnort oder in dessen Nähe suchen werden. Es ist also für Praxen sinnvoll, sich überwiegend auf Keywords zu konzentrieren, die einen Orts- oder Stadtteilnamen enthalten. Dafür sprechen auch Ressourcenfragen: Es ist nicht nur sinnvoll, sondern auch durchaus möglich, mit einer optimierten Praxis-Website für ein Keyword wie „physiotherapeut tübingen" Platz 1 der Ergebnisliste zu erobern. Auf je mehr Keywords man sich konzentriert, desto aufwendiger ist die Optimierung und desto schwieriger wird es, mit diesen Keywords auch tatsächlich gute Ergebnisse zu erreichen. Beachten Sie jedoch auch den ▶ Tipp vom Anwalt.

Wichtige Keyword-Beispiele für die Website eines Physiotherapeuten

- Physiotherapie
- Physiotherapeut/Physiotherapeutin
- Krankengymnastik
- Rückenschule
- Rückenschmerzen
- Massage
- Praxisort als grundlegendes Keyword
- Individuelle Therapieschwerpunkte

6.2.3 Ziele definieren

Der dritte Schritt ist weniger eine Analyseaufgabe als vielmehr eine Entscheidung, die getroffen werden muss: Was genau soll mit der Optimierung erreicht werden? Eine Praxis-Website wird nie die Durchsetzungskraft von Wikipedia oder großen Nachrichtenportalen haben. Es gilt, die verfügbaren Ressourcen auf klar definierte Ziele zu fokussieren. Nicht alle Zielgruppen können gleich gut über das Internet erreicht werden, und die zu erwartenden Gewinne sind von Zielgruppe zu Zielgruppe und Schwerpunkt zu Schwerpunkt unterschiedlich.

6.2.4 Erfolgskontrolle und Weiterentwicklung

Die Ergebnisse, die in den beschriebenen 3 Schritten gewonnen wurden, stellen die Grundlage für eine strategisch sinnvolle Suchmaschinenoptimierung dar. Sie haben aber keine Erfolgsgarantie und sind auch nicht ewig gültig. Das Internet verändert sich in atemberaubender Geschwindigkeit. Noch extremer ist es bei den Suchmaschinen: Fast monatlich werden kleine Stellschrauben von den Betreibern der Suchmaschinen verändert, die die Sortierung der Suchergebnisse beeinflussen. In regelmäßigen Prozessen muss kontrolliert werden, ob die ergriffenen Maßnahmen tatsächlich zielführend sind und ob bereits Erreichtes sicher ist.

Tipp

Erfassen und kontrollieren Sie einmal im Monat mindestens folgende Informationen:
- Monatliche Besucherzahlen und ihre Herkunft; die sog. Referrer zeigen, von welchen Suchmaschinen oder anderen Websites die Besucher kamen.
- Die Keywords, die Besucher von Suchmaschinen dort eingaben, um zu Ihnen zu gelangen.
- Die Position Ihrer Seiten in den Suchergebnissen für die von Ihnen festgelegten Keywords.
- Die Verlinkung Ihrer Website im Internet (Anzahl und Zusammensetzung der Backlinks).

Wichtig sind insbesondere die Entwicklung dieser Informationen über die Monate hinweg und die Tendenzen, die sich daraus abzeichnen. Auf der Basis dieser Daten können Sie auch überprüfen, ob Optimierungsmaßnahmen funktionieren oder nicht. Natürlich lassen sich zusätzlich Hunderte andere Daten erfassen und eventuell gewinnbringend analysieren. Aber Vorsicht: Schnell wird die Datenmenge unübersichtlich und die Auswertung sehr zeitaufwendig.

6.3 Die wichtigsten Maßnahmen

Durch die Analyse sind die wichtigsten Grundlagen gelegt, um eine Website für die Suchmaschinen zu optimieren. Doch worauf ist konkret zu achten? Im Folgenden werden die wichtigsten Optimierungsfelder dargestellt und einige elementare Maßnahmen erläutert.

6.3.1 Struktur der Website

Der strukturelle Aufbau einer Internetpräsenz ist für die Crawler der Suchmaschinen ebenso wichtig wie für normale Besucher. Crawler sind dafür gebaut, das Verhalten von wirklichen Surfern möglichst weitgehend nachzuahmen. Wenn also ein Mensch eine Website leicht verständlich und gut bedienbar findet, wird sie normalerweise auch Suchmaschinen keine Hürden bieten.

Aufbau

Der hierarchische Aufbau bestimmt wesentlich, welche Autorität die einzelnen Seiten innerhalb einer Website besitzen. Eine einfache Website ist – grob vereinfacht – wie ein Stammbaumdiagramm aufgebaut: mit der Startseite als Elternelement, von dem alle Kinder- und Enkelelemente abzweigen. Die wichtigste Seite ist in aller Regel die Startseite. Das gilt nicht nur für menschliche Nutzer, die hier häufig schon entscheiden, ob eine Website für sie interessant ist. Auch Suchmaschinen widmen der Startseite besondere Aufmerksamkeit und schätzen ihre Inhalte als besonders wichtig ein.

Der Aufbau ist aber auch noch in anderer Hinsicht von Bedeutung. Eine Website sollte so strukturiert sein, dass die Crawler der Suchmaschinen sie leicht und schnell erfassen können. Crawler bewegen sich wie Menschen durch eine Internetpräsenz, indem sie in den Menülinks anwählen und so von Unterseite zu Unterseite springen. Wie geduldig sie dies tun und ob sie dabei alles finden, was es zu sehen gibt, hängt ganz wesentlich von der internen Verlinkung der Website ab. Bei einer guten Verlinkung sollte es möglich sein, mit maximal 3 Klicks von jeder Seite einer Webpräsenz zu einer beliebigen anderen Seite zu gelangen. Bei einer Praxis-Website sollte dieses Ziel in der Regel erreichbar sein und angestrebt werden. Nicht nur die Crawler, sondern auch die menschlichen Besucher werden es zu schätzen wissen.

Domain

Wichtig
Eine gute Domain ist einer der wichtigsten Faktoren für den Erfolg bei den Suchmaschinen.

Im Idealfall kommen wichtige Keywords in der Domain vor. Eine solche Domain nennt man „Keyword-Domain". Es lohnt sich also, schon bei der Domainauswahl die SEO-Ziele im Auge zu haben. Strebt man eine Topplatzierung z. B. für das Keyword „physiotherapie chemnitz" an, ist eine Domain wie www.physiotherapie-chemnitz.de ein erheblicher Wettbewerbsvorteil. Leider werden derartige Domains aus eben diesem Grunde als unlauterer Wettbewerb eingestuft und sind daher abmahnfähig. Eine erlaubte Keyword-Domain könnte beispielsweise so aussehen: www.physiotherapie-mueller-chemnitz.de oder www.physiotherapie-marktstrasse-chemnitz.de.

Auch wenn diese Argumente dafür zu sprechen scheinen, sich nun schnell eine gute Keyword-Domain auszudenken und die bisherige Domain aufzugeben, ist hier eine nüchterne Abwägung nötig. Eine neue Domain bedeutet für die Suchmaschinen in aller Regel, dass es sich um eine völlig neue Website handelt. Eine über viele Jahre erkämpfte Autorität ist unter Umständen verloren, wenn die Domain gewechselt wird. Die meisten Backlinks der alten Domain werden ebenfalls wertlos. Es gilt also, Gewinn und Verlust nüchtern gegeneinander abzuwägen. Im Zweifel kann hier ein SEO-Experte Rat geben.

URL-Design

Jede einzelne Seite einer Website verfügt über eine eigene eindeutige Adresse, die URL (Uniform Resource Locator). Der vordere Teil der URL besteht – grob gesagt – aus dem Domainnamen, auf den der Dateiname der einzelnen Seite folgt. Zwischen beiden stehen unter Umständen noch die Namen von Ordnern, in die die einzelnen Seiten einsortiert sind. Die URL einer Seite zur Fußreflexzonenmassage in der Rubrik „Naturheilkunde" könnte idealerweise so aussehen: http://www.physiotherapie-marktstrasse-schwerin.de/naturheilkunde/fussreflexzonenmassage.html.

Wie im Beispiel zu sehen, ist es möglich, allein durch die Benennung von Ordnern und Seiten wichtige Keywords direkt in der URL unterzubringen. Diese sehr effektive Technik wird oft aus reiner Bequemlichkeit nicht genutzt. Das Web ist voll von URLs wie dieser: http://www.physiotherapie-marktstrasse-schwerin.de/cat12/id546.html. Hier wird viel wertvolles Potenzial verschenkt.

Tipp

Sichten Sie Ihre Website, ob die URLs aussagekräftig ist und Keywords enthalten sind. Benennen Sie Dateien und Ordner um, die aussagefrei oder zu allgemein sind, z. B. die Seite „team.html" in „team-physiotherapie-schwerin.html", die Seite „leistungen" in „behandlungen-physiotherapie.html" usw.

Duplicate Content

Suchmaschinen möchten Nutzern bei einer Suchanfrage möglichst viele unterschiedliche Treffer bieten. Oft kommt aber ein passender Text im Internet gleich mehrfach vor, z. B. ein Artikel aus Wikipedia, den jeder Website-Besitzer ganz legal bei sich als Erklärungstext wiedergeben darf. Damit Suchende im Suchergebnis nicht mehrmals denselben Text auf unterschiedlichen Websites angeboten bekommen, entscheiden sich Suchmaschinen in solchen Fällen für eine Variante, die Priorität erhält, und blenden die anderen Versionen aus. Dieser Duplicate Content – mehrmals identisch im Netz vorkommender Inhalt – ist für Seitenbetreiber ein Problem. Die Suchmaschine entscheidet, welche Version sie als „Original" wertet und als einzige im Suchergebnis anzeigt. Hat man also Texte auf der Website, die woanders auch vorkommen, kann es passieren, dass die eigene Seite gar nicht im Suchergebnis auftaucht.

Tipp

Vermeiden Sie es, Texte von anderen Quellen zu übernehmen – auch wo dies lizenzrechtlich möglich wäre. Die kopierten Texte bringen Ihnen kaum einen Vorteil, sondern können schlimmstenfalls sogar den „Ruf" Ihrer Website bei der Suchmaschine beschädigen.

Besonders negativ kann es sich auswirken, wenn die gesamte Internetpräsenz an mehreren Orten im Internet verfügbar – also vollständig gespiegelt – ist. Gewöhnlich wertet die Suchmaschine nur eine davon als echt und gibt diese als Suchergebnis aus, der Rest fällt unter den Tisch. Auf den guten „Ruf" einer Website bei der Suchmaschine hat dieses Phänomen keinen guten Einfluss.

Ursache für eine so gespiegelte Domain kann zweierlei sein: Möglicherweise wird vom Besitzer selbst ein und dieselbe Seite auf mehreren Domains betrieben. Das ist zwar technisch und rechtlich kein Problem, wird aber von Suchmaschinen gar nicht geschätzt. Das korrekte Verfahren wäre hier, nur eine Hauptdomain direkt für die Website zu nutzen und alle anderen sekundären Domains auf diese Hauptdomain umzuleiten. Dies können Betreiber in den Domaineinstellungen der meisten Webhoster einfach regeln, dann gibt es auch keinerlei Probleme mit Duplicate Content. Die zweite Variante: Jemand hat die gesamte Seite kopiert und woanders auf eigene Rechnung ins Netz gestellt. Auch dies ist technisch kein Problem, aber ein Verstoß gegen das Urheberrecht. In diesem Fall kann und sollte man rechtliche Schritte einleiten.

Was Suchmaschinen nicht mögen

Neben Duplicate Content gibt es einige Techniken, die bei Suchmaschinen unbeliebt sind bzw. mit denen die Crawler technisch nicht umgehen können. Hier einige Dinge, die Sie bei Ihrer Website aus SEO-Sicht meiden sollten:

Frames Als Gestaltungselement gehören Frames in die Urzeit des Internets und sind schon lange out. Für die Crawler ist es schwierig bis unmöglich, von einem Frame in den nächsten zu springen. Was effektiv bedeutet, dass sie in der Regel nur den äußersten Frame erfassen und nicht bis zu den eigentlichen Inhalten der Seite vordringen können. Unbedingt vermeiden!

Flash Mit Flash lassen sich hübsche Animationen erstellen und sogar komplette Internetseiten dynamisch und ästhetisch ansprechend gestalten. Aber Vorsicht: Die Crawler können die Inhalte der Flash-Animationen nicht auslesen. Eine Flash-Website, die für den User einen schönen optischen Eindruck macht, ist für die Suchmaschinen in der Regel schlichtweg nicht existent. Flash-Animationen sollten höchstens unterstützend eingesetzt werden.

Javascript Bei Javascript ist die Lage diffiziler. Die Technik ermöglicht dynamische Elemente auf einer Website und wird von den Crawlern der Suchmaschinen zum Teil akzeptiert. Hier gilt es, stets im Einzelfall zu testen, was suchmaschinenkompatibel ist und was nicht.

Manipulationstaktiken In der Frühzeit der Suchmaschinen gab es viele Manipulationstaktiken, die heute nicht mehr funktionieren und sogar zu harten Abstrafungen führen können. Clevere Webmaster brachten etwa wichtige Keywords auf der Seite unter, indem sie sie mit weißer Schrift auf weißem Hintergrund darstellten. Für Besucher unsichtbar und daher nicht weiter störend, konnten die Crawler der Suchmaschinen dies anfangs nicht von normalem Text unterscheiden. Inzwischen reagieren die Suchmaschinen auf derartige Strategien jedoch negativ. Ähnliches gilt für künstlich mit Keywords überladene Texte („Keyword-Stuffing").

6.3.2 Head der Website

Der Head einer HTML-Seite ist für den normalen Surfer unsichtbar. Die Informationen darin sind für

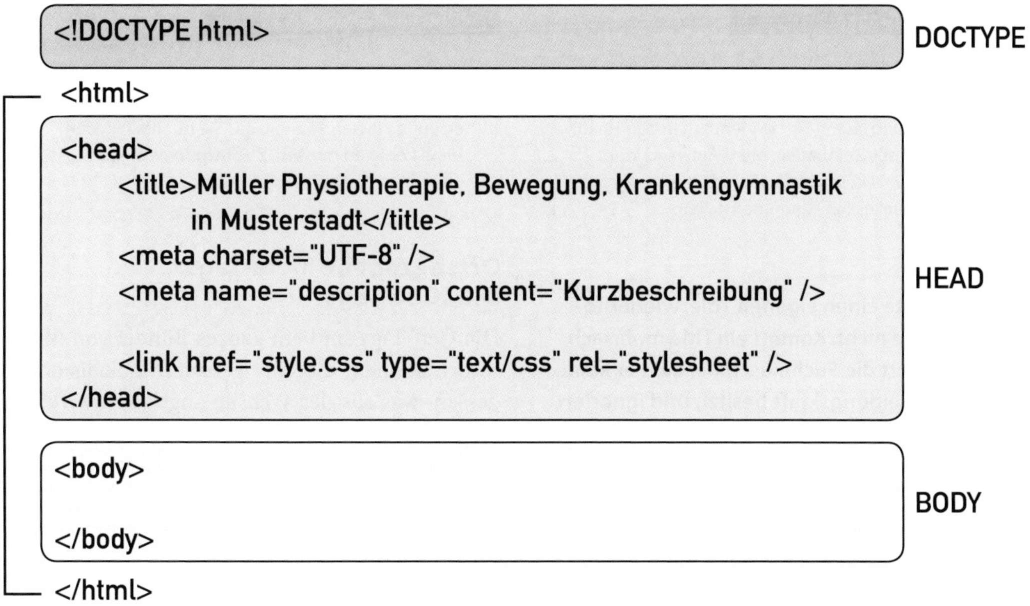

```
<!DOCTYPE html>                                              DOCTYPE
<html>
<head>
    <title>Müller Physiotherapie, Bewegung, Krankengymnastik
        in Musterstadt</title>
    <meta charset="UTF-8" />                                 HEAD
    <meta name="description" content="Kurzbeschreibung" />

    <link href="style.css" type="text/css" rel="stylesheet" />
</head>
<body>
                                                             BODY
</body>
</html>
```

Abb. 6.3 Aufbau einer HTML-Seite

Maschinen gedacht, z. B. die Browser oder die Crawler der Suchmaschinen. In ihnen sind beispielsweise Zeichencode, Herkunftsland und Sprache der Website genannt. Jede einzelne HTML-Seite hat einen eigenen Head. Um den Head betrachten zu können, muss man den Quelltext aufrufen (im Browser mit einem Rechtsklick in die Seite und dann im sich aufklappenden Kontextmenü die Option „Quelltext aufrufen"/„Quellcode anzeigen"/„Seitenquelltext anzeigen" auswählen). Je nach Geschmack und Gründlichkeit des Webdesigners kann der Head mehr oder weniger Angaben umfassen (Abb. 6.3). Aus Suchmaschinensicht sind allerdings nicht alle von diesen „Meta-Tags" genannten Einträgen von Interesse. Die wichtigsten sind im Folgenden erläutert.

Title

Der Title ist aus SEO-Sicht der wahrscheinlich wichtigste Eintrag im Head. Was hier steht, wird vom Browser als Seitentitel in der Titelleiste verwendet und von den Suchmaschinen als blau dargestellter Link in den Suchergebnissen benutzt. Schon dies ist Grund genug, auf die Title-Benennung Mühe zu verwenden. Denn ein guter Linktext in der Ergebnisliste hat neben der Platzierung den größten Einfluss darauf, ob das Ergebnis angeklickt wird oder nicht.

Tipp vom Anwalt

Auch beim Title der Website müssen Sie darauf achten, nicht geschützte Kennzeichen oder Marken zu verwenden, die von den Suchmaschinen gefunden werden. Anderenfalls kann es teuer werden. Denn dieses Vorgehen kann auch eine wettbewerbswidrige Irreführung darstellen.

Aber die Bedeutung des Titles erschöpft sich nicht darin. Die Suchmaschinen messen den Worten, die im Title vorkommen, große Bedeutung bei. Hier ist der rechte Ort für Keywords. Dabei zählt jedes Wort, aber auch ihre Reihenfolge: Das Wichtigste gehört an den Anfang. Man sollte also nicht das erste Wort an einen Artikel oder ein „Dr." verschwenden.

Suchmaschinen stellen in den Ergebnisseiten höchstens 64 Zeichen des Titles dar. Wenn man die Titles von vornherein auf diese Maximallänge beschränkt, hat man alles unter Kontrolle (s. auch ► Tipp vom Anwalt).

Wichtig

Auch wenn es Arbeit macht: Der Title soll die Seite, die er betitelt, individuell beschreiben. Verwenden Sie also für jede

Tipp vom Grafiker

Stellen Sie bis zu 10 der wichtigsten Keywords zusammen, die für die Website insgesamt von Bedeutung sind, und lassen Sie sie identisch in den Head jeder Einzelseite einbauen. Mehr Aufwand lohnt nicht. Maximal könnten Sie für jede Rubrik der Seite ein individuelles Set zusammenstellen.

Einzelseite einen eigenen Title, wiederholen Sie sie nicht. Kommt ein Title mehrfach vor, folgert die Suchmaschine, dass er keine Unterscheidungskraft besitzt, und ignoriert ihn!

Description

Nach dem Title besitzt die Description die größte Bedeutung für die Suchmaschinenoptimierung des Heads. Der hier eingegebene Text liefert die Beschreibung, die von Suchmaschinen als zweizeiliger schwarzer Text unter dem Link auf den Ergebnisseiten angezeigt wird. Gibt es keine Description im Head der Seite, sammelt die Suchmaschine willkürlich passend scheinende Textschnipsel von der Seite zusammen und stellt sie dort dar.

Auch hier sollte gründlich mit passenden Keywords gearbeitet werden, denn die Suchmaschinen nehmen diesen Text ernst. Es gilt im Grundsatz dasselbe wie beim Title: Die Description soll die Seite, die sie beschreibt, auch wirklich individuell beschreiben. Jede Seite verdient eine eigene Description. Wiederholungen schwächen den Effekt.

Google stellt nur maximal 160 Zeichen der Description auf der Ergebnisseite dar. Wenn Sie also das Beste aus der Description herausholen wollen, beschränken Sie sie von vornherein auf diese Länge.

Keywords

Der Meta-Tag „Keywords“ hat kaum noch nennenswerte Bedeutung für die Suchmaschinen. In der Frühzeit des Internets war er wichtig, doch schnell wurde klar, dass auf diese Weise zu viel manipuliert wird. Seitdem ignorieren die Suchmaschinen ihn weitgehend, und es lohnt kaum, Mühe und Zeit hineinzustecken (s. ► Tipp vom Grafiker).

Tipp vom Grafiker

Im Internet gibt es Services, mittels derer Sie sich unter Angabe einer Adresse ein Set von Geo-Tags erzeugen lassen können, das Sie nur noch in den Head kopieren müssen, z. B. http://www.geo-tag.de/generator/de.html.

Ortsbezogene Meta-Tags: Die „Geo-Tags"

Die Geo-Tags sind ein ganzes Bündel von Meta-Informationen, die eine genauere Lokalisierung dessen, was aus der Website angeboten wird, ermöglichen sollen. Durch die starke Zunahme lokalisierter Suche gewinnt dieser Aspekt schnell an Bedeutung und ist für Praxis-Websites wegen der überwiegend lokalen Ausrichtung von besonderer Wichtigkeit.

Geo-Tags liefern genaue Angaben zu Land, Bundesland, Ort, Postleitzahl und den konkreten Koordinaten (geographische Länge und Breite), die von den Crawlern der Suchmaschinen verstanden und archiviert werden. Neben dem Ort als Keyword in den Texten auf der Seite liefern die Geo-Tags also ein weiteres Indiz, das der Suchmaschine die lokale Zuordnung ermöglicht. Einen wichtigen Hinweis dazu gibt der ► Tipp vom Grafiker.

Robots

Dieser Meta-Tag enthält Anweisungen für die Crawler der Suchmaschinen, wie sie die Seite behandeln sollen. Die in der ► Übersicht genannten Einstellungen können hier vorgenommen werden.

Einstellungen in Robots

- index bzw. noindex: Hiermit erlaubt bzw. verbietet man dem Crawler, die Seite in den Index der Suchmaschine aufzunehmen. Seiten, die im Head auf „noindex" gestellt sind, werden nie in irgendeiner Suchmaschine gefunden werden können. Diese Einstellung kann durchaus sinnvoll sein, wenn man z. B. Duplicate-Content-Probleme vermeiden will oder bestimmte Inhalte vor dem Abspeichern im Suchmaschinenindex sichern möchte.

- follow bzw. nofollow: Hiermit erlaubt bzw. verbietet man dem Crawler, die Links, die er auf der Seite findet, weiterzuverfolgen. Von hier abzweigende Unterseiten werden also vom Crawler nicht mehr angeschaut.

In der Regel sollte dieser Meta-Tag so aussehen: <meta name="robots" content="index, follow" />. Eine so markierte Seite ist vollständig für die Suchmaschine geöffnet.

6.3.3 Inhalt optimieren

Nach dem unsichtbaren Head zum wirklich Wichtigen: den eigentlichen Inhalten, also jenen Texten und Bildern, die der menschliche Seitenbesucher lesen und ansehen kann. Sie sind auch für die Suchmaschinen der wichtigste Teil der Seite, und zwar aus dem einfachen Grund, dass Suchmaschinen ihren Nutzern gute, inhaltsstarke Ergebnisse liefern wollen. Grundsätzlich können die Crawler der Suchmaschinen nur normalen Text lesen. Daher stehen Keyword-optimierte Inhalte an der Spitze der relevanten Inhalte. Doch auch die anderen möglichen Inhalte (Bilder, Dokumente, Tondateien und Videos) können suchmaschinenoptimiert werden.

Suchmaschinenadäquate Texte

Schauwert durch schicke Animationen und attraktive Grafiken nutzt bei Suchmaschinen nichts – die Crawler können nicht sehen, sondern nur lesen. Die Suchmaschine benötigt „Futter" in Form von Texten, die mit den wichtigen Keywords angereichert sind. Es genügt allerdings nicht, diese Begriffe so oft wie möglich überall auf der Website unterzubringen. Die Crawler sind intelligent genug, um künstlich mit Keywords vollgestopfte Texte zu erkennen. Ganz abgesehen davon schrecken sie so die Besucher ab – und diese sind und bleiben ja das eigentliche Zielpublikum.

Zudem versuchen die Crawler das Leseverhalten von Menschen nachzuahmen und bewerten manche Textelemente höher als andere. Man kennt es aus der Medienforschung: Manche Textteile fallen mehr ins Auge. Diese Hingucker werden von den Suchmaschinen als besonders wichtig eingeschätzt:

- Überschriften und Zwischentitel,
- Hervorhebungen im Text (fett, kursiv),
- Textanfang und Textende,
- Aufzählungen mit Spiegelstrichen, Punkten oder anderen Elementen,
- Bildunterschriften.

Die größere Aufmerksamkeit der Suchmaschinen auf diese Textbausteine bedeutet: Hier ist der beste Platz für die Keywords.

Tipps für das suchmaschinengerechte Schreiben

- Lösen Sie sich davon, Wiederholung stets vermeiden zu wollen. Verwenden Sie aus SEO-Gründen sogar unbedingt denselben Begriff mehrmals im Text, damit man merkt, dass er wichtig ist. Die „Keyword-Dichte", also die Häufigkeit des Vorkommens eines bestimmten Keywords, ist ein wichtiges Argument für Suchmaschinen.
- Vorsicht mit Fachbegriffen. Schreiben Sie laienverständlich. Es sei denn, die Zielgruppe sind Ihre Fachkollegen.
- Verwenden Sie nur Abkürzungen, wenn Sie sicher sind, dass sie allgemein bekannt sind.
- Schreiben Sie für jedes Keyword eine eigene Schwerpunktseite. Diese ist dann die „Landing Page" für das Keyword, also die Seite, die beim Googeln des Keywords in den Suchergebnissen erscheinen soll. Verwenden Sie nicht mehrere Keywords auf einer solchen Landing Page – Sie schwächen damit nur alle Keywords zugleich. Vergessen Sie dabei nicht, Inhalt und Meta-Tags aufeinander abzustimmen.

Das Aushängeschild: Die Startseite

Wichtig
Die Startseite ist die wichtigste einzelne Seite einer Internetpräsenz. Sie ist das Aushängeschild und erster Eindruck nicht nur

für Besucher, sondern auch für die Suchmaschinen.

Da auch die meisten Links aus dem Netz auf die Startseite verweisen, ist sie zudem die stärkste einzelne Seite. Diese Möglichkeiten gilt es optimal zu nutzen. Wichtigstes Kriterium für eine für Suchmaschinen attraktive Startseite ist: ausreichend verwertbarer Text.

Noch immer gibt es viele Physiotherapeuten-Websites, die ihre Startseite an eine sog. Intro-Page verschwenden. Intro-Pages bestehen meist aus einer großflächigen Grafik oder Animation, die den Besucher willkommen heißt oder anderweitig auf die Seite einstimmen will. Sie sind Relikte aus den Tagen, als es noch kein Internet gab – reiner Zierrat ohne Funktion für die Seitenbesucher. Aus SEO-Sicht ist es noch schlimmer: Da Intro-Pages meist praktisch keine Texte enthalten, finden Suchmaschinen dort nichts Verwertbares. Aus ihrer Sicht ist die Startseite der Website also leer. Auf diese Weise geht kostbares SEO-Potenzial verloren.

Der Text auf der Startseite sollte nicht zu lang sein, aber dennoch die wichtigsten Keywords enthalten. Eine kurze Beschreibung der wichtigsten Praxisschwerpunkte ist normalerweise die beste Strategie. Floskelhafte Philosophien wie „Ihre Gesundheit ist uns wichtig" sind hier unangebracht, denn sie haben praktisch keine Unterscheidungskraft, und ihr Informationswert für Patienten ist auch eher dürftig. Auch eine Überschrift wie „Willkommen auf unserer Praxis-Website" ist wertlos. Diese Floskel bietet dem Besucher keine Zusatzinformation, er fühlt sich dadurch nicht besser aufgehoben.

Die Hauptüberschrift auf der Startseite ist einer der wichtigsten Orte auf der gesamten Website, also gehören Keywords hinein: „Therapiezentrum Marktstraße – Ihre Physiotherapie in Mainz" wäre z. B. eine weit bessere Variante: Hier sind Praxisname, das Haupt-Keyword („physiotherapie") und der Ort enthalten. Dies ließe sich noch durch die wichtigsten Praxisschwerpunkte ergänzen (▶ Praxis-Feedback).

Praxis-Feedback

Dazu sagt der Physiotherapeut Amad Shayan:

„Genauso so haben wir unsere Startseite aufgebaut: Mit den wichtigsten 5 Stichwörtern unserer Therapieformen und der Hauptaussage der Praxis, wofür wir stehen. Damit haben wir sehr gute Erfahrungen gemacht! Das Feedback ist super. Obwohl unser Startseite einige Grafiken und Bilder beinhaltet, sind all unsere wichtigsten Informationen, welche gleichzeitig unsere wichtigsten Suchwörter sind, vorhanden. So vorzugehen lohnt sich wirklich!"

Bilder optimieren

Bilder sind als Blickfang und optisches Gestaltungselement wichtig. Auch aus Suchmaschinensicht können sie interessant sein, vor allem, seit die Suchmaschinen häufiger multimediale Ergebnisse in die Suchergebnislisten einblenden. Aber: Die Bilder selbst werden von den Suchmaschinen nicht analysiert. In einem Bild befindlicher Text kann nicht entziffert werden, Gesichter und Gegenstände werden nicht identifiziert. Die Suchmaschine weiß also nicht, was oder wer auf dem Bild dargestellt ist. Daraus folgt: Die Suchmaschine braucht Hinweise, für welche Keywords das Bild relevant ist. Für diese Hinweise gibt es 3 mögliche Quellen:

Dateiname Wenn man SEO ernst nimmt, darf eine Bilddatei nicht als DSC009645.jpg oder bild02.jpg benannt werden. Stattdessen sollte es mueller-physiotherapie-mainz.jpg heißen, wenn auf dem Bild der Praxisinhaber zu sehen ist. Statt team.jpg wäre praxisteam-physiotherapie-mainz.jpg besser. Kurz: In den Dateinamen gehören Keywords.

alt-Attribut Beim Einbinden eines Bildes in den HTML-Code besteht die Möglichkeit, dem Bild eine Beschreibung zuzuweisen, das sog. alt-Attribut. Es kann eine kurze Beschreibung des Bildes enthalten und wird von den Suchmaschinen als solche betrachtet. Übrigens wird es Blinden auch als Beschreibung des Bildes vorgelesen, verbessert also die Barrierefreiheit Ihrer Website.

Text Textinhalte, die in direktem Umfeld des Bildes stehen, werden ebenfalls als relevant eingestuft. Besonders wichtig ist hier natürlich die Bildunterschrift.

Videos und Tondateien

Für multimediale Inhalte wie Videos und Tondateien gilt Ähnliches wie das eben für Bilder Erläuterte. Auch hier kann die Suchmaschine von sich aus praktisch keine Kenntnisse über den Inhalt der Medien gewinnen. Sie müssen durch Dateinamen und beschreibende Texte näher charakterisiert werden. Die Methoden sind die gleichen wie bei Bildern.

PDF-Dokumente

PDF-Dateien sind wunderbares „Suchmaschinenfutter". Suchmaschinen lieben sie, weil sie sie gut lesen und archivieren können und überdies annehmen, dass in PDFs abgelegte Informationen dauerhafter sind als die flüchtigen Inhalte von Webseiten. Besonders für weiterführende Informationen – z. B. zu Behandlungsangeboten – eignen sich PDF-Dokumente hervorragend.

Auch das PDF-Dokument sollte Keyword-optimiert geschrieben werden. PDFs werden so wie normale Webseiten von den Suchmaschinen analysiert und gefunden. Es sollten also grundsätzlich dieselben Schreibregeln angewandt werden wie bei Internettexten. Wie bei Bildern sollte der Dateiname so sprechend wie möglich sein und unter Benutzung von Keywords gewählt werden.

Auch PDF-Dokumente haben Meta-Tags. Jedem Dokument können Title, Description und Keywords zugeordnet werden. Versehen Sie unbedingt alle online gestellten PDFs mit diesen Tags – aus denselben Gründen, aus denen es sich für Webseiten lohnt. Mit dem Acrobat Reader ist dies nicht möglich, es gibt jedoch spezielle Programme dafür. Eine kostenfreie Lösung ist z. B. das kleine Programm „PDF Info", das man unter www.bureausoft.com herunterladen kann, oder Qucik PDF. Mit ihnen lassen sich schnell und einfach die wichtigsten Tags einer PDF-Datei erstellen bzw. ändern.

Mehr Inhalt: Landing Pages und Service-Seiten

Umfangreiche und informative Inhalte sind das, was eine Website auf der Suchmaschinenliste am schnellsten nach oben bringt. Ein koordinierter Aufbau von Landing Pages – speziell für bestimmte Keywords – ist dabei die beste Strategie. Ein guter Ort für solche Seiten ist die auf fast allen Praxis-Websites vorhandene Rubrik „Leistungen", auf der Physiotherapeuten ihre Behandlungsangebote vorstellen. Auch einzelne Seiten zu Spezialisierungen, passenden Erkrankungen, Symptomen oder Behandlungsformen können als Landing Pages wichtige Keywords abdecken. Dabei ist es wichtig, nicht die medizinischen Indikationen als Keywords zu benutzen. Die Menschen googeln nach „rückenschmerzen", „verspannung" und „massage", nicht nach dem, was medizinisch-wissenschaftlich dahintersteckt. Solche Info-Seiten zu erstellen macht jedoch Arbeit: Kosten, Nutzen und Spaß an der Arbeit sind gegeneinander abzuwägen.

Ein schöner Weg, weitere Besucher auf die Website zu ziehen und zugleich bestimmte Keywords gezielt zu stärken, ist die Einbindung kleiner Service-Seiten. Hier ist vor allem Kreativität gefragt.

Beispiele für die Einbindung von Service-Seiten Um die Relevanz des Praxisortes als Keyword zu steigern, könnten Sie eigene Infoseiten dazu anlegen. Das ist ganz einfach: etwas Geschichte, wichtige Sehenswürdigkeiten und vielleicht eine persönliche Liebeserklärung an die Stadt. Dazu ein paar gute Fotos und interessante Links. Mit einer solchen Seite wird der Suchmaschine deutlich signalisiert, dass die Praxis-Website etwas mit dem Ort zu tun hat.

Für Physiotherapeuten bietet es sich als Patientenservice an, eine Seite mit Adressen von Ärzten und Kliniken im regionalen Umfeld anzulegen. Es müssen ja nicht alle sein, nur jene, die man für empfehlenswert hält oder mit denen man ohnehin zusammenarbeitet. Hier kann man auch deren Websites verlinken und im Gegenzug absprechen, von ihnen verlinkt zu werden. Solche Kooperationen tun beiden Seiten gut. Für derartige Ideen ist vor allem Kreativität gefragt. Lassen Sie sich durch Beispiele inspirieren.

6.3.4 Backlink-Aufbau

In vielerlei Hinsicht ist die Optimierung der Website selbst, wie sie auf den vorangehenden Seiten beschrieben wurde, die Pflicht der Suchmaschinenoptimierung. Die Kür und damit das, was am Ende den eigentlichen Erfolg ausmacht, ist der Ausbau der Verlinkungen. Suchmaschinen betrachten jeden

Link, der von irgendwo aus dem Internet auf eine Seite verweist, als Empfehlung für diese Seite. Diese Backlinks genannten Verlinkungen werden von den Crawlern registriert und gezählt. Je mehr Backlinks eine Site hat, desto beliebter ist sie im Internet. Und desto mehr Macht hat sie in den Suchmaschinen.

Um sich ein rentables Linknetzwerk aufzubauen, können Website-Betreiber gute Links mieten oder kaufen. Allerdings sind diese Strategien bei den Suchmaschinen sehr unbeliebt. Das heißt: Links muss man sich verdienen, und zwar durch gute Inhalte, die von anderen Menschen freiwillig oder auf behutsame Anregung hin verlinkt werden. Oder durch das bewusste Streuen von Links an Orten, wo dies erlaubt ist: in Foren, Kommentarfeldern von Blogs oder auf Frage-Antwort-Seiten. Doch auch hier muss behutsam vorgegangen werden, denn die Betreiber sehen das „Link-Spammen" nicht gern. Zudem ist diese Variante sehr aufwendig. Mit den folgenden Strategien ist das Aufwand-Nutzen-Verhältnis besser einzuschätzen:

Pressearbeit Die effektivste und dauerhafteste Maßnahme für den Backlink-Aufbau ist die regelmäßige Pressearbeit. Wenn sie Backlinks einbringen soll, muss man allerdings darauf achten, dass der Haupttext der Pressemitteilung einen Link zur Webseite enthält – wenn möglich, zu einem Angebot mit weiterführenden Informationen. Einfache Links im Fuß der Pressemitteilungen werden von Website-Betreibern und Journalisten oft weggelassen, wenn sie den Text im Internet publizieren.

Profile im Internet Hier ist zuerst an die vielen Online-Suchverzeichnisse und Branchenportale zu denken, die bestrebt sind, alle Physiotherapeuten in Deutschland mit kurzen Praxisprofilen auflisten. Die meisten dieser Verzeichnisse bieten auch die Möglichkeit, im Profil zur Praxis-Website zu verlinken.

Ähnliches gilt für regionale oder städtische Portale. Aber auch die meisten Seiten im Internet, bei deren Inhalten Nutzer direkt mitarbeiten, stellen ihren Nutzern sog. Profilseiten zur Verfügung. Das gilt für die sozialen Netzwerke ebenso wie für Wikipedia oder Foren und Frage-Antwort-Portale. Auf solchen Profilseiten können Physiotherapeuten gewöhnlich neben Namen, Kontaktdaten und Beschreibung auch einen Link zur Website eintragen.

Linkpartner Ein verbreiteter Weg zu Backlinks ist die Vereinbarung von Link-Partnerschaften. Diese beruhen gewöhnlich auf Gegenseitigkeit: Jede Seite gibt der anderen einen Link. Achten Sie dabei darauf, dass Ihre Partner thematisch zu Ihnen passen. Für Physiotherapeuten bietet sich ein Partnersystem mit Ärzten an, aber auch Apotheken, Krankenhäuser, Pflegedienste u. a. kommen in Frage.

Webverzeichnisse Die meisten der sogenannten Webverzeichnisse sind nicht zu empfehlen. Sie stammen noch aus den Anfangstagen des Internets, bevor es gute Suchmaschinen gab, und listen unzählige Websites in einem sortierten Katalog auf. Oft schaden Backlinks dort mehr als sie nutzen. Eine Ausnahme gibt es allerdings: das „Open Directory Project" bzw. DMOZ. Ein Eintrag in dieses Freiwilligenprojekt lohnt sich besonders.

Social Bookmarks Social-Bookmarking-Plattformen gehören zu den sozialen Medien. Hier sammeln Millionen von Nutzern Links, die sie für nützlich halten. Suchmaschinen nutzen die Plattformen als zusätzliches Indiz für den Wert einer Website. Von vielen Nutzern dort als Bookmark gespeichert zu werden, kann also von Vorteil sein. Forcieren kann man dies zwar kaum, Physiotherapeuten können aber zumindest selbst ein Profil anlegen und die eigene Seite empfehlen. Die bedeutendsten Social-Bookmarking-Dienste finden Sie unter www.mister-wong.de und http://delicious.com.

6.3.5 Optimierung für Google Places

Google Places ist das Branchenportal von Google. Die hier angelegten Profile nutzt Google für die Suchergebnisse und im Suchdienst Google Maps. Ein Eintrag bei Google Places ist besonders wichtig, da Google die Branchenergebnisse inzwischen oft neben einer kleinen Karte direkt in den normalen Suchergebnissen darstellt. Damit ziehen diese Einträge viel Aufmerksamkeit auf sich. User erkennen diese Ergebnisse an dem kleinen umgedrehten

Tipp vom Grafiker

Wenn Sie einen Profi engagieren wollen, prüfen Sie, ob er etwas von dem Handwerk versteht: Wie lange ist er schon in der Branche tätig? Kann er Referenzen vorweisen? Auch ein spezielles Knowhow im Umgang mit dem Gesundheitsmarkt, der eigenen Regeln und Mechanismen unterliegt, ist von Vorteil.

roten Tropfen. Auch die immer stärkere Nutzung internetfähiger Handys bzw. Smartphones, bei denen Google Maps oft als lokale Suche benutzt wird, steigert die Bedeutung des Google-Places-Eintrags.

In der Regel besitzt Google bereits Angaben zu Ihrer Praxis. Die Suchmaschine holt sie sich direkt aus allen möglichen Quellen im Netz. Doch selten sind diese Angaben so umfangreich, wie sie sein könnten. Beispielsweise gibt es die Möglichkeit, einen kurzen Beschreibungstext zu verfassen oder Fotos einzustellen. Hier können Sie als Praxisinhaber selbst tätig werden. Dazu müssen Sie den Eintrag zunächst selbst in Besitz nehmen. Das geht so: Auf der Google-Places-Seite zu Ihrer Praxis, die man am schnellsten über Google Maps finden kann, klicken Sie oben rechts auf den Link „Geschäftsinhaber?". Zunächst müssen Sie ein Google-Konto anlegen oder sich in Ihr vorhandenes Google-Konto einloggen. Danach können Sie den Eintrag korrigieren und vervollständigen. Aus Sicherheitsgründen müssen Sie sich am Ende natürlich als tatsächlicher Inhaber authentifizieren.

Seit Ende 2010 zeigt Google zusammen mit den Suchergebnissen aus Google Places auch Bewertungen an, die zum einen Teil aus der eigenen Bewertungsfunktion stammen, zum anderen Teil aus anderen Bewertungsportalen zusammengetragen sind. Die goldenen Sternchen, mit denen diese Bewertungen in den Suchergebnislisten zusammengefasst werden, erregen zusätzliche Aufmerksamkeit. Jeder Physiotherapeut sollte ein Auge darauf haben, wie er hier wirkt.

6.3.6 Professionelle Beratung

Die wenigsten Webdesigner kennen sich bisher gut mit Suchmaschinenoptimierung aus, und es ist sehr aufwendig, sich selbst in die inzwischen umfangreiche Literatur einzulesen. Für eine Beratung, wie die eigene Website suchmaschinentauglicher wird, können Sie Profis engagieren. Suchmaschinenoptimierung ist eine Boombranche, Anbieter schießen wie Pilze aus dem Boden. Alte Platzhirsche sehen sich breiter Konkurrenz ausgesetzt. Der passende Dienstleister muss nicht immer ein Branchenprimus sein – unter Umständen fühlen Sie sich bei einem kleineren Anbieter besser betreut: s. ► Tipp vom Grafiker.

6.4 SEM: Werben mit Suchmaschinen

Eine zusätzliche Möglichkeit, Aufmerksamkeit in den Suchmaschinen auf sich zu lenken, ist Suchmaschinenmarketing (englisch: „Search Engine Marketing", Abkürzung: SEM). Alle großen Suchmaschinen ermöglichen das Schalten von Anzeigen, die bei bestimmten Suchbegriffen über oder neben den Suchergebnissen eingeblendet werden. Wegen der Marktdominanz von Google konzentriert sich der nächste Abschnitt ausschließlich auf das Google-eigene Anzeigensystem: die Google AdWords.

6.4.1 Wie funktionieren AdWords-Anzeigen?

Google AdWords bietet dem Werbenden die Möglichkeit, eine selbst verfasste Anzeige, die auf seine Website verlinkt ist, sehr zielgenau zu platzieren. Während in der normalen Werbung die Streuverluste sehr hoch sind, weil nicht beeinflusst werden kann, in welcher Situation die Anzeige dem Kunden unter die Augen kommt, ist die Lage beim Suchmaschinenmarketing ideal. Eine Anzeige wird dem Kunden genau dann angezeigt, wenn er ohnehin gerade nach Inhalten dieser Richtung sucht. Als Werbender kann man jeder Anzeige ein Set von Keywords zuordnen. Wenn dann jemand nach diesen Keywords sucht, wird die Anzeige über oder neben den Suchergebnissen eingeblendet. Bezahlen muss man dafür nur, wenn die Anzeige auch angeklickt wird – die reine Einblendung ist gratis.

Natürlich ist es eher selten, dass man sich als einziger Werbender für ein Keyword interessiert. Meist wollen Dutzende Konkurrenten ihre Anzeigen ebenfalls den Suchenden zeigen. Dieses Problem wird durch eine Art Versteigerungssystem gelöst. Der Werbende kann jeder Anzeige zuweisen, wie viel Geld er bereit wäre, für den Klick eines Kunden auf die Anzeige zu bezahlen. Dargestellt werden die Anzeigen, die das höchste Gebot abgegeben haben. Damit die Kosten nicht aus dem Ruder laufen, lässt sich ein Tagesbudget festlegen, das nicht überschritten werden darf.

6.4.2 AdWords benutzen

Zunächst müssen Sie unter www.adwords.google.de ein Konto einrichten. Im nächsten Schritt müssen Sie eine Kampagne mit einem zusammengehörigen Set von Anzeigen erstellen. In den Einstellungen für die Kampagne können Sie die wichtigsten finanziellen Einstellungen global festlegen: das Maximalgebot für einen Klick und das Tageslimit. Die Anzeigen selbst bestehen stets aus 3 Elementen: der Überschrift, die zugleich der anklickbare Link ist, der Beschreibung und der grün dargestellten Web-Adresse. Alle 3 Elemente lassen sich flexibel gestalten – nur die mögliche Zeichenanzahl ist begrenzt. Jeder Gruppe von Anzeigen können Sie nun eine beliebige Menge von Keywords zuweisen, bei denen die Werbung angezeigt werden soll.

Für Einsteiger empfiehlt sich ein vorsichtiges Vorgehen, da sich die eigentlich geringen Kosten pro Klick schnell zu erheblichen Summen addieren können. In der Kampagnenübersicht ist jederzeit ein guter Überblick darüber möglich, wie häufig eine Anzeige angezeigt und geklickt wurde, und wie hoch die Kosten aktuell sind. In den ersten Monaten einer AdWords-Kampagne sollte ein Praxismitarbeiter diese Werte regelmäßig überprüfen. Wenn notwendig, lassen sich jederzeit Nachjustierungen am Klickgebot, den Anzeigen und den Keywords machen. Auch die ganze Kampagne können Sie allzeit einfrieren oder löschen.

6.4.3 SEO oder SEM?

Suchmaschinenmarketing ist v. a. als unterstützende Maßnahme sinnvoll, denn echte Suchmaschinentreffer sind allemal besser. Nicht nur, weil bei ihnen die Klicks kostenlos sind, sondern auch, weil viele Internetnutzer werbeblind sind, also Werbung schlichtweg ignorieren. Zudem nimmt die Nutzung von sog. AdBlockern zu. Das sind kleine Programme, die im Browser die Werbung einfach wegschalten, sodass der Surfende die Werbung gar nicht mehr angezeigt bekommt. Sinnvoll ist SEM dort, wo eine gute Platzierung in den Suchergebnissen (noch) nicht möglich ist oder wo das Budget keine Rolle spielt. Dann sollten Sie ohnehin alle Register ziehen und die zusätzliche Präsenz durch Anzeigen nutzen.

Fazit

(von Mirko Gründer, Leiter des MbMed-Dienstes Medizin-SEO; www.medizin-seo.de)

Zeitfaktor SEO

Gute Suchmaschinenoptimierung ist immer auf dem Weg, nie schon am Ziel. Da die Suchmaschinen ihre Technik ständig fortentwickeln, muss auch die Suchmaschinenoptimierung stets aktuell sein. Zudem ist der Aufbau von Backlinks eine Arbeit, die kontinuierlich fortgeführt und verbessert werden muss. Konkret heißt das: Grundlegende Optimierungsmaßnahmen an Technik und Inhalt sind meist einmalig in wenigen Stunden durchgeführt, wenn man über das entsprechende Knowhow verfügt. Für den Linkaufbau wäre jedoch eher monatlich ein festes Zeitkontingent von 1–2 Stunden einzuplanen. Und wer stets up to date sein will, muss sein Knowhow immer auf dem neuesten Stand halten. Letzteres werden wohl nur SEO-Profis tun können.

Kosten SEO

Die Kosten für eine Suchmaschinenoptimierung sind sehr abhängig davon, welche Leistungen in welcher Qualität abgerufen werden. Schon eine einmalige Überarbeitung einer Website kann, je nach Gründlichkeit der vorausgehenden Analyse und dem Umfang des Handlungsbedarfs, bis zu 2000 Euro kosten. Wird dabei jedoch nur eine beschränkte Checkliste der absoluten Standards abgearbeitet, sollten die Kosten deutlich unter 1000 Euro liegen.

Die meisten SEO-Dienstleister bieten dauerhafte Verträge an, die monatliche Kosten verursachen. Auch hier gibt es ein weites Spektrum. Für wenige Euro im Monat bekommt man meist nicht mehr als ein regelmäßiges Monitoring und leere Versprechungen. Ein gutes Paket sollte z. B. kontinuierlichen Linkaufbau, technische Eingriffe bei Bedarf und ein Monitoring mit regelmäßiger Auswertung durch den Dienstleister enthalten. Hierfür können gut über 100 Euro im Monat abgerufen werden.

Und Ihre Stärke ...? Selbstmarketing, Netzwerke und andere Stärken

C. Westendorf

C. Westendorf, A. Schramm, J. Schneider, R. Doll, *Marketing für Physiotherapeuten*,
DOI 10.1007/978-3-642-35153-2_7, © Springer-Verlag Berlin Heidelberg 2013

Praxis-Feedback

Dazu sagt die Physiotherapeutin Sabine Westendorf:
„Physiotherapeuten sind oft zu wenig selbstbewusst. Selbstmarketing kann man lernen und muss man üben. Mit jedem Gespräch, z. B. beim Arzt, wird man besser."

7.1 Selbstmarketing

Selbstmarketing nennt man alles, was mit einer bewussten Selbstvermarktung zu tun hat. Eigenlob stinkt nicht. Was können Sie besonders gut? Wofür stehen Sie?

So werden Ihre Stärken, Ihre Fähigkeiten und Ihre Persönlichkeit zu einem Wettbewerbsvorteil (▶ Praxis-Feedback).

Auch hier gilt es, erst das persönliche Ziel und die daraus resultierende Schlüsselbotschaft zu formulieren, und dann das individuelle Marketingkonzept darauf abzustimmen.

Physiotherapeuten in Deutschland sind gut ausgebildet und besuchen regelmäßig Fortbildungen. Darüber hinaus gibt es in Ihrer Praxis Dinge, die dem Patienten wichtig sind, wie wir es in ▶ Kap. 1 aufzeigten. Eine Stärke kann es also sein, dass Sie z. B. am Donnerstag bis 21.00 Uhr geöffnet haben, andere Physiotherapiepraxen in der Region nicht.

Nutzen Sie hier Ihre **Stärken-Schwächen-Analyse**.

- Was können Sie besonders gut?
- Warum sollte der Arzt mit Ihnen zusammenarbeiten?
- Warum sollte der Patient ausgerechnet zu Ihnen kommen?
- Können Sie diese Fragen beantworten?

Auf der Suche nach Ihrer Stärke für Ihr Selbstmarketing hilft es, sich an berufliche Erfolge genau zu erinnern. Gab es beispielsweise Patienten, die nur durch Ihre Behandlung etwas (wieder) machen konnten: arbeiten, auf der Bühne stehen oder Sport treiben?

- Was tun Sie zuerst, wenn Sie am Morgen die Praxis betreten? Das sind in der Regel die Tätigkeiten, die Ihnen leicht fallen und in denen Sie sehr gut sind.

Praxis-Feedback

Dazu sagt die Physiotherapeutin Sabine Westendorf:
„Ganz wichtig! Ärzte und Patienten durschauen sehr schnell, ob alles nur ‚heiße Luft' war."

- Betreiben Sie History-Marketing? Dann schauen Sie sich die Erfolge und Herausragendes an. Das sind die Stärken.

Wichtig
Unbedingt authentisch bleiben. Ansonsten können besondere Fähigkeiten als Arroganz wahrgenommen werden, obwohl das gar nicht so ist (▶ Praxis-Feedback).

Selbstmarketing ist immer leichter für Physiotherapeuten mit eigener Praxis. Es ist leichter, sich auf eigene Fähigkeiten zu konzentrieren und diese zu kommunizieren. Die eigene Selbstkenntnis ist immer die einfachste. Dazu ein gewisses Vertrauen zu sich selbst und seiner Arbeit, und schon besteht eine Basis für die Entwicklung eines Selbstmarketingkonzeptes.

Nur wenn Ihnen Ihre eigenen Stärken als Physiotherapeut bewusst sind, können Sie diese auch den Patienten und Ärzten vermitteln. Eine **Selbstanalyse** und die Kommunikation sind somit sehr entscheidend.

Patienten können bei dieser Analyse helfen. Die Antworten auf gezielte, wenige Fragen an unterschiedliche Patienten in der Praxis sind oft der Schlüssel zum Erfolg auf der Suche nach Ihren Stärken. Sie bieten dem Therapeuten nicht selten eine völlig neue Sichtweise auf seine Arbeit!

Der Wunsch der Therapeuten nach einer beruflichen Veränderung im Praxisalltag ist oft der Beginn der Überlegung, sich mit dem Thema **Selbstmarketing** zu beschäftigen.

Was muss beispielsweise im Praxisalltag anstehen, damit Sie motiviert und mit gutem Gefühl morgens um 5.30 Uhr aufstehen? Die Antwort erstellt Ihnen ein **Produktprofil** und hilft sehr bei dem persönlichen Marketing, z. B. in der Kommunikation.

Zu Selbstmarketing und Produktprofil passen muss folgend das Marketingkonzept mit Schlüsselbotschaft und Zielgruppe.

Tipp vom Anwalt

Achten Sie bei Ihrer Außenwerbung auf die Einhaltung des HWG. Die Werbung mit Behandlungserfolgen könnte eine unzulässige irreführende Werbung sein, wenn dadurch der fälschliche Eindruck vermittelt wird, der Behandlungserfolg sei sicher. Auf dem Praxisschild ist deshalb von einem Hinweis auf „Erfolge" eher abzuraten. Lassen Sie sich dazu am besten vorher rechtlich beraten.

Tipp

Fehlt in der Umsetzung des Marketingkonzepts die Authentizität, wirkt der Therapeut mit seinem Expertenwissen eher arrogant Ärzten und Patienten gegenüber. Folglich muss der Therapeut sein Konzept und z. B. seine Kommunikation verändern.
Eine neue Selbstanalyse ist immer eine Chance, sich und die Praxis neu aufzustellen und weiterzuentwickeln

Wie bereitet sich ein Physiotherapeut z. B. auf das Gespräch mit dem Arzt vor, wenn sich der Therapeut selbst vermarkten will?

Zum einen sind die äußere Erscheinung wichtig, die Sprache und die Wortwahl. Beginnen Sie mit etwas Positivem, z. B. einem Lob auf die Arztpraxis. Versuchen Sie dann, auf die Person einzugehen. Kennen Sie Hobbys oder Talente des Arztes? Sprechen Sie diese an. Haben Sie ihn beispielsweise des Öfteren beim Italiener mittags um die Ecke gesichtet, dann hat er eventuell ein Vorliebe für italienisches Essen oder das Ambiente des Restaurants. Sprechen Sie ihn darauf an. So schaffen Sie einen Wohlfühlfaktor.

Es gibt keine zweite Chance für den ersten Eindruck. Der Beginn muss geplant und gelernt sein.

Im weiteren Gespräch betonen Sie Ihre Kernkompetenzen und Stärken, verweisen auf Erfolge, Weiterbildungen, sprechen von anderen Ärzten, die gern mit Ihnen zusammenarbeiten, und über die Vorteile einer Kooperation.

Und vergessen Sie nicht: Ihr Praxiserfolg ist nicht nur von Ihren Fähigkeiten abhängig, sondern davon, diese zu kommunizieren (beachten Sie dabei den ► Tipp vom Anwalt).

Tipp vom Anwalt

Bevor Sie mit dem Namen eines prominenten Patienten werben, sollten Sie sich dessen schriftliche Einwilligung einholen. Anderenfalls könnte man Ihnen später vorwerfen, Sie hätten in strafbarer Weise dessen Privatgeheimnisse offenbart oder dessen allgemeines Persönlichkeitsrecht verletzt. Nach der Änderung des Heilmittelwerbegesetzes (HWG) im Jahre 2012 ist die Werbung mit Prominenten zudem unzulässig, wenn deren Bekanntheit zum Arzneimittelverbrauch anregt. Auf der sicheren Seite sind Sie, wenn der Prominente für Sie wirbt oder Sie ein signiertes Foto mit Widmung in der Praxis aufhängen.

7.1.1 Beispiele

Fähigkeiten und Talente, die Ihr Selbstmarketing sinnvoll erscheinen lassen, sind in erster Linie die Qualifikationen des Physiotherapeuten in der Therapie, z. B. Ausbildungen, Weiterbildungen und Spezialisierungen, z. B. auf Kinder, Kiefer, Knie, Schulter, Hüfte usw. In diesem Zusammenhang lassen sich hervorragend Ihre Vorträge und Veröffentlichungen, z. B. gerahmt an der Wand, im Wartebereich zeigen und insbesondere erworbene Zulassungen und Pressemitteilungen veröffentlichen.

Der Praxisname kann ebenso Wunder wirken und die Aufmerksamkeit auf die Praxis lenken, z. B. „Praxis für Kinderphysiotherapie" (◘ Abb. 7.1) oder „mit Schwerpunkt Kiefer" oder „1. Physiotherapiepraxis am Marktplatz" oder „Praxis für ganzheitliche Physiotherapie". Die Namen bleiben den Ärzten und Patienten im Gedächtnis und lassen sich beispielswiese durch öffentliche Auftritte, Gespräche oder auf Kongressen wiederkennen.

Auch durch Kooperationen (s. unten) lässt sich das Selbstmarketing hervorragend betreiben. Hier gilt: Unbedingt die Kooperationen nach außen tragen.

Fragen Sie prominente Patienten, ob Sie mit dem Namen bei Ärzten werben dürfen (s. jedoch den ► Tipp vom Anwalt in der Infobox). Ist der Name erst einmal erwähnt, dann wird über Mundpropaganda („virales Marketing") kostenfreie Werbung für Sie betrieben.

Die Osteopathen haben es u. a. mehrfach vorgemacht: Auftritte in Talkshows oder Vorstellungen der Therapie in renommierten Tageszeitungen ver-

KERN & Team
Christiane KERN
erfolgreiche Kindertherapie
seit 1980
im Einkaufszentrum
Telefon: 23 27 05

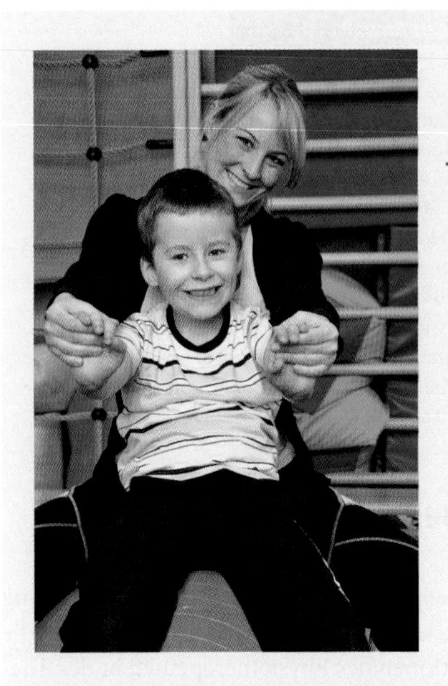

Abb. 7.1 Beispiel für eine Werbekarte bei Spezialisierung auf Physiotherapie mit Kindern. Bei Bedarf vollständige Kontaktdaten ergänzen (© Karte: Ronald Doll, Foto: Dan Race/Fotolia.com)

mitteln Ärzten und Patienten den Eindruck, dass der Osteopath sehr kompetent sein muss – sonst wäre er ja nicht im TV/in dieser einen Zeitung.

Es lassen sich Mitarbeiter bzw. deren therapeutische Qualitäten oder Veröffentlichungen hervorragend in der genannten Weise für die Praxis vermarkten.

Gute Umgangsformen, Öffnungszeiten und das Praxisambiente, wie z. B. Sauberkeit, sind Stärken, die zunehmend für die Patienten wichtig sind und bei der Auswahl der Physiotherapiepraxis eine Rolle spielen. Hier sind Sauberkeit hinsichtlich Kleidung, Fenstern und Mobiliar, angenehme Gerüche und wohlwollende Klänge unumgänglich.

Am Ende gilt im Selbstmarketing, sich als Therapeut auf seine Talente und Fähigkeiten zu konzentrieren, diese dauerhaft zu stärken, weiterzuentwickeln und ständig neu zu kommunizieren, z. B. als Experte für eine Therapieform, mit den einzigartigen Öffnungszeiten an einem Wochentag bis 22.00 Uhr oder dem Ambiente aufzufallen.

Dann ist das Selbstmarketing etwas für Ihre Praxis.

7.2 Netzwerke/Networking

Die Stärken einer Physiotherapiepraxis lassen sich hervorragend durch die Netzwerke positionieren.

Netzwerker

Netzwerker nennt man Menschen, die ein Beziehungsnetz haben, dieses pflegen, ausbauen und gewinnbringend einsetzen. Die Personen innerhalb des Verbundes kennen sich, tauschen sich aus und beschaffen sich gegenseitig Vorteile im täglichen Leben.

Schon lange ist das Wort Netzwerker nicht mehr negativ behaftet.

Networking

Networking nennt man die Kontaktaufnahme mit wichtigen Vertretern seiner Branche. Es besteht immer Geben und Nehmen.

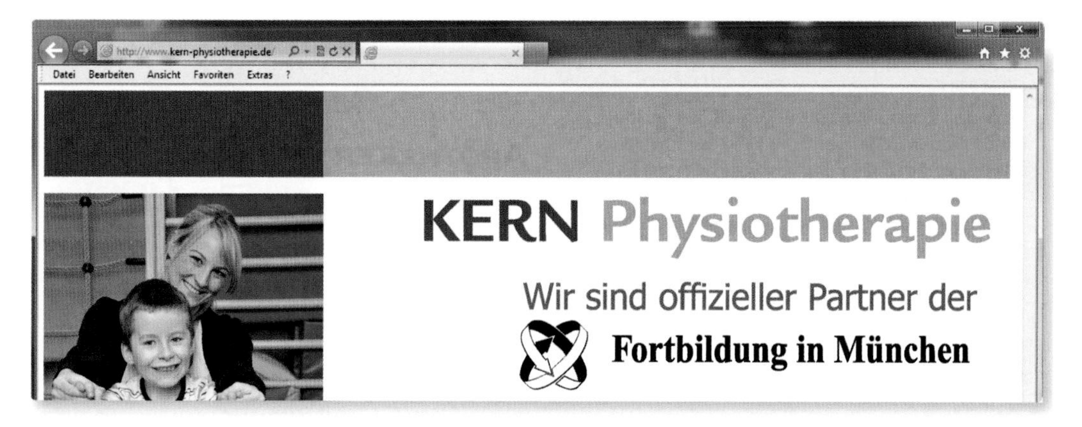

Abb. 7.2 Kooperationspartnerschaft, gezeigt auf der Praxis-Website (© Screenshot: Ronald Doll, Foto: Dan Race/Fotolia.com)

Auch innerhalb des Networking gilt zuerst das Prinzip des Selbstvermarktens.

7.2.1 Warum Networking?

Netzwerke sind nicht zu unterschätzen. Allein durch Netzwerke kann ein Grundstein für einen Praxiserfolg gelegt werden. Diese aufzubauen dauert in der Regel länger als andere Marketingmaßnahmen, bedarf z. B. Sympathien und einer Vorarbeit. Am Ende sollte sich eine Kooperation, ein Netzwerk für alle beteiligten Gruppen lohnen.

Vorteile vorhandener Netzwerke sind, dass Ihre Partner flexibel sind, Ihnen unentgeltlich helfen und neue Impulse geben. Sie sind auf Ihrem Gebiet spitze, und Ihre Netzwerker sind auf deren Gebieten spitze. Nutzen Sie diese Hilfe von Ärzten, Marketingfachleuten, Verbänden, Patienten und Kooperationspartnern u. v. a.

7.2.2 Beispiele

Kooperation mit einem medizinisch-therapeutischen Fortbildungsinstitut

In Deutschland gibt es über 400 dieser Weiterbildungszentren und immer auch eines in der Nähe Ihrer Praxis. Eine Kooperation ist für beide Seiten spannend. Das Institut benötigt z. B. Patienten für einige Kurse, die die Zentren ohne Anbindung an eine Klinik nur schwer organisieren können. Sie als Therapeut behandeln täglich Patienten, haben somit direkten Kontakt und können die Patienten aufklären. Ein Patient im Quartal hört sich wenig an, ist für die Fortbildungszentren aber eine große Hilfe.

Im Umkehrschluss profitieren Sie als Therapeut von diesem Netzwerk.

Geben und Nehmen Ihre Patienten, oder warum nicht auch Sie selbst als Therapeut mit einem Befund, können sich direkt von den Kursleitern, ab und an Koryphäen auf deren jeweiligem Gebiet, behandeln lassen. Das ist zugleich eine große Chance für Sie, da in der Regel ein Befund erstellt wird, welcher Ihnen anschließend zur Verfügung steht.

Ihr Patient wird begeistert sein, dass der Dozent oder die Kursteilnehmer sich so umfassend und fürsorglich um ihn kümmern, und Sie, weil Sie als Therapeut eine zweite Meinung erhalten. Sehen Sie es positiv, besonders auch dem Patienten gegenüber. Sie können sich anschließend auch mit dem externen Therapeuten kurzschließen.

Nutzen Sie für sich die weitere Chance und bieten Ihren Patienten diese weitere Behandlung an, wenn Sie beispielsweise im Urlaub oder selbst auf einer Fortbildung sind. So entstehen keine Behandlungslücken.

Sie sollten auf jeden Fall den ▶ Tipp vom Anwalt (s. Infobox) beachten.

Fortbildungszentren bieten Ihnen ggf. Werbefläche im Zentrum an, z. B. durch das Auslegen von Visitenkarten am Empfang.

Tipp vom Anwalt

Eine solche Kooperation sollten Sie möglichst schriftlich vereinbaren, damit die gegenseitigen Rechte und Pflichten geklärt sind. Das kann der Inhalt Ihrer Werbung, die Einräumung von Exklusivität oder die vereinbarten Gegenleistungen betreffen. Vorsicht ist allerdings geboten, wenn als Gegenleistung für die Zuführung eines Patienten beispielsweise Rabatte auf vertriebene Pezzi-Bälle gewährt werden sollen. Das ist bei Ärzten eine rechtswidrige Zuweisung und kann für Physiotherapeuten eine unzulässige Werbegabe nach dem HWG sein.

Durch die Werbefläche erhalten Sie Zugang an Patienten, die keinen Physiotherapeuten haben. Das sind Patienten, die über Anzeigen zu der Behandlung im Rahmen eines Seminars der Manuellen Therapie kommen, oder über Freunde, Arbeitskollegen, über ihren Sport usw.

Oft reicht eine Visitenkarte oder Ihr Praxisflyer an präsenter Stelle im Fortbildungszentrum.

Wenn Sie sich einmal persönlich dort vorstellen, dann stehen Ihnen in der Regel alle Türen offen. Die Mitarbeiter im Fortbildungszentrum geben beispielsweise Ihre Visitenkarte an fragende Patienten heraus, weil Sie so freundlich waren und eine große Tafel Schokolade vorbei gebracht haben, um kurz über die neue Kooperation zu sprechen. Das wirkt.

Die Patienten im Kurszentrum fragen vermehrt nach Therapeuten in ihrer Nähe, die genau das können, was sie gerade im Kurs gezeigt bekommen haben (◘ Abb. 7.2).

Ziel des Netzwerks Einen Patienten einmalig abgeben, diesen Patienten dauerhaft für sich und regelmäßig neue Patienten aus diesem Pool zu gewinnen.

Kooperation mit dem Verbund Physiofit des Verbandes Physiotherapie Deutschland

Ein weiteres Beispiel ist der Verbund Physiofit des Verbandes Physiotherapie Deutschland. Deren Motto „Wer allein arbeitet, addiert – wer zusammenarbeitet, multipliziert." Es handelt sich um eine Bündelung des Knowhow aller beteiligten Physiotherapeuten, im Besonderen derjenigen, die

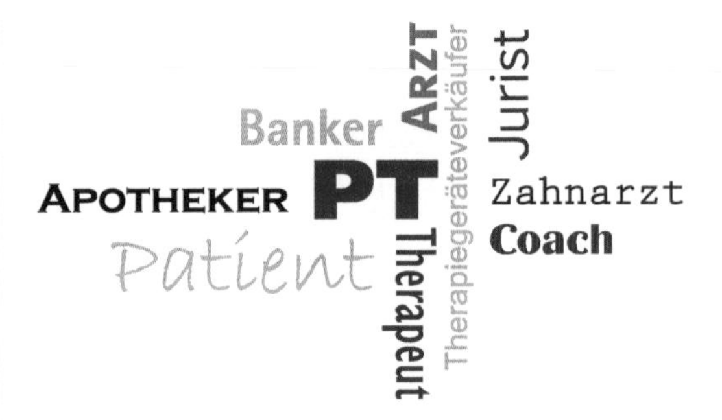

◘ **Abb. 7.3** Netzwerk

sich auf dem Gesundheitsmarkt (neu) positionieren und sich ein zweites Standbein aufbauen möchten (Quelle: www.physio-fit.org).

Kooperation mit PHYSIOtalk.de

Auch PHYSIOtalk.de, ein Onlinefachportal für Physiotherapeuten seit 2012, schafft die Möglichkeit, sich mit Hilfe einer Stichwortsuche zu vernetzen. Onlineportale sind heutzutage die einfachste und günstigste Lösung, sich zu vernetzen, Networking zu betreiben.

Vielfältige Beispiele zeigt darüber hinaus ◘ Abb. 7.3.

7.3 Und andere Stärken …

… können z. B. **das Ambiente der Praxis** sein. So hat vielleicht eine kenianische Physiotherapeutin eine afrikanische Ausstattung in der Praxis: Tierbilder an den Wänden, Masken, afrikanische Musik, Musikinstrumente, dunkle Farbtöne der Möbel.

Sportphysiotherapeuten könnten die Praxis sportlich einrichten, u. a. mit einem kleinen Fußballtor und einem Softball für die Kinder.

Oder die Praxis setzt auf das Moderne: Neueste Geräte, minimalistische, weiße Ausstattung, Orchideen und W-Lan für die Gäste erschaffen einen absoluten Wiedererkennungswert.

Die Physiotherapiepraxis wird auffallen und gefallen.

Eine andere Stärke kann auch **die Lage der Praxis** sein.

Im Zentrum einer Großstadt kann die Parkplatzsuche, um zu der Physiotherapiepraxis zu gelangen, hoffnungslos sein. Der Patient würde sich für eine andere Praxis entscheiden, die ein Parkhaus gegenüber oder eigene Parkplätze hat. Sind Sie die eine Praxis mit eigenen Parkplätzen, ist das Ihre Stärke, die Sie explizit kommunizieren müssen. Die Patienten und Kooperationspartner werden die Praxis lieben, bei der sie garantiert ihr Auto parken können.

Oder die Praxis ist in der Innenstadt inmitten von vielen Firmen. Die Patienten können jederzeit fußläufig dorthin gelangen, ganz einfach und schnell.

Praxishelfer können ebenso eine Stärke der Praxis sein. Organisationstalente, bei denen Patienten immer ihre Wunschtermine erhalten, und freundliche Mitarbeiter, die die Patienten „hegen und pflegen", bleiben im Gedächtnis, und die Praxis wird gern wieder besucht.

Tipp

Die durch die Überlegungen erkennbaren Schwächen, oder Aufgaben, die Sie als Therapeut als zweites anpacken, können durchaus outgesourct werden, d. h. sie vergeben die Arbeiten an Menschen, die es besser können. Das könnte z. B. die Abrechnung mit den Krankenkassen sein. Überlassen Sie das den professionellen Abrechnungsstellen und erkaufen Sie sich damit Zeit, um Ihre Stärken weiter auszuleben.

7.4 Controlling

Auch hier muss für den Therapeuten gelten, kritisch von Zeit zu Zeit eine Erfolgskontrolle durchzuführen, z. B.

- „Was ist passiert?"
- „Hat sich das ‚Bauchgefühl' bei der Arbeit verändert?"
- „Was haben Aktionen gekostet?"

Haben sich keine für den Physiotherapeuten positiven Veränderungen ergeben, dann müssen Netzwerke und das Selbstmarketing verändert werden.

Fazit

Ein gute Idee für Ihre eigene Praxis, ohne Kosten erfolgreich zu sein, das Praxisbild optimal zu gestalten und das eigene Selbstbewusstsein weiter zu stärken.

Was der Therapeut wirklich leistet, ist hier nicht so ausschlaggebend für den Erfolg, eher die konsequente Verfolgung des Selbstmarketings.

Andere Praxen machen es vor, machen Sie mit!

Fördermittel, Sponsoring und andere Gelder

C. Westendorf

C. Westendorf, A. Schramm, J. Schneider, R. Doll, *Marketing für Physiotherapeuten*,
DOI 10.1007/978-3-642-35153-2_8,

In einigen Fällen stehen Physiotherapeuten Gelder oder Vergünstigungen zu, und es wäre schade, wenn sie Geld benötigen und diese Möglichkeiten nicht in Anspruch nehmen oder gar die Vorhaben wegen fehlender Gelder stoppen. Besonders jungen Physiotherapeuten fehlen durch die wenigen Berufsjahre die finanziellen Eigenmittel für die Umsetzung der guten Ideen. Von einer Bankenkrise ist die Rede.

Physiotherapeuten und andere Berufsgruppen, haben heutzutage nicht mehr so viel Kapital zur Verfügung wie früher, um ihre Ziele zu erreichen. Viele sind darüber hinaus unsicher und trauen sich nicht, sehr weit in die Zukunft zu planen. Dabei lohnt sich gerade heutzutage ein Kredit. Es gibt unzählige Förderbanken und Förderprogramme in Deutschland, in der EU, in Ihrem Bundesland und Ihrem Stadtteil. Es lohnt sich eine Beratung, lassen Sie sich professionell helfen.

Fördermittel

Fördermittel bezeichnet die aktive wirtschaftliche Beeinflussung des Marktes

Wenn jemand eine Physiotherapiepraxis gründen möchte, entfallen dem Staat einige Ausgaben wie Rentenzahlungen, Arbeitslosengeld u. a., und durch die Praxis können neue Arbeitsplätze entstehen sowie für den Staat wichtige neue Steuereinnahmequellen entstehen.

8.1 Praxiserweiterungen oder Neugründungen

Gelder können z. B. benötigt werden für Trainingsgeräte, eine Praxisgrundausstattung mit einer Therapieliege, einem Pezzi-Ball, einem Hocker, einem Computer usw.

8.1.1 Kapitalbeschaffung

Wenn der Physiotherapeut das Kapital nicht selber aufbringen kann und ein Familiendarlehen auch nicht in Betracht kommt, bieten öffentliche Fördermittel in Form von Zuschüssen und zinsgünstigen Darlehen einem Praxisgründer attraktive Alternativen gegenüber einem herkömmlichen Darlehen einer Bank. Grundsätzlich genießen Existenzgründer „Welpenschutz".

Vergleichen Sie!

Die Bedingungen, Kapital zu erhalten, sind sehr unterschiedlich.

Wichtig

Abzuraten ist aber davon, viele Angebote einzuholen. Jede Kreditanfrage kann zwangsläufig auch zu einer Absage führen, die evtl. an die Schufa gemeldet wird und die Bonität des Therapeuten verschlechtert. Daraus folgt dann ein schlechtes Rating für den Kunden und somit schlechtere Kreditkonditionen.

Eine Beratung bei der Kammer ist absolut empfehlenswert, da dort die Profis in Sachen Fördergelder sitzen und neutral beraten. Sie gehören keiner Bank an.

Verhandeln Sie!

Zeigen die Zahlen nach einem Vergleich deutlich, welcher Geldgeber der günstigste ist, Ihr Gefühl tendiert aber zu einem anderen Geldgeber, dann verhandeln sie mit diesem zweiten. Seien Sie ehrlich und sagen Sie, warum Sie verhandeln. Sind z. B. Sicherheiten vorhanden, dann erwähnen Sie diese. Die Geldgeber haben in der Regel Spielraum.

8.1.2 Förderprogramme

Förderprogramme u. a. der KfW-Mittelstands- und Förderbank, z. B. den ERP-Gründerkredit – StartGeld mit Kapital ≤100.000 Euro, sind bekannt.

Auf der Internetseite der KfW kann jeder Interessent Merkblätter downloaden.

8.1.3 Konzept

Ohne Konzept (Businessplan) geht nichts. Ein schriftliches Konzept hilft Ihnen und ist für den Antrag von Fördergeldern unerlässlich. Es hilft dem Kreditinstitut dabei, Ihre Ideen besser einzuschätzen. Es ist die Basis der Verhandlungen, ohne gutes Konzept gibt es keine Zuschüsse oder Kredite.

Tipp vom Anwalt

Als Existenzgründer gelten Sie in der Regel noch als Verbraucher, sodass Sie im Hinblick auf die Dokumentation und den Inhalt der Vertragsklauseln einen höheren Schutz bei Abschluss des Kreditvertrages genießen. Da Förderbanken (wie z. B. die KfW) nicht über ein eigenes Filialnetz verfügen und die Mittel nicht direkt auszahlen, sondern über die Hausbank durchleiten, müssen Sie den Förderantrag über eine Bank oder Sparkasse stellen. Das muss nicht zwingend die Bank sein, bei der Sie Ihr Girokonto haben, sondern sollte die sein, welche Ihnen die besten Konditionen bietet.

8.1.4 Antrag stellen

Nachdem das Konzept fertiggestellt ist, müssen die Anträge für eventuelle Zuschüsse gestellt werden. Besonders wichtig ist, dass der Antrag vor dem Start Ihres Vorhabens vorliegt.

Die Anträge müssen zwingend bei der Hausbank gestellt werden. Hierzu gibt es keine Optionen. Wir haben in Deutschland das sog. **Hausbankprinzip** (s. auch ▶ Tipp vom Anwalt). Erst prüft die Hausbank den Businessplan, erst dann werden die eventuellen Anträgek, z. B. bei der KfW, gestellt. In einem Finanzierungskonzept müssen etwaige Zuschüsse berücksichtigt werden. Nur so lassen sich der Kapitalbedarf und der zukünftige Kapitaldienst ermitteln. Ebenso muss die Höhe des Zinssatzes, evtl. tilgungsfreie Zeiten, Zwischentilgungsmöglichkeiten, Vorfälligkeitsentschädigungen und die Laufzeitoptionen, mit denen die verschiedenen Darlehen bereitgestellt werden, bekannt sein.

8.1.5 Beispiele

Es gibt Kredite für eine **Praxisneugründung** z. B. an einem Ort, an dem vorher noch keine Praxis war (kein Muss). Ein Physiotherapeut fängt bei Null an, indem er sich die Lage aussucht, die Größe und die Anordnung der Praxisräume, die Praxisausstattung neu kauft und sich über sein Marketing Gedanken macht.

Es gibt Kredite für **Praxiserweiterungen**, wenn z. B. ein Praxisraum von der Nachbarwohnung mit gemietet wird, der groß genug ist, um die Therapiegeräte dort abzustellen und die Abrechnungsposition „Krankengymnastik am Gerät" dort durchzuführen. Diese Art der Geräte ist nicht unbedingt für jeden Therapeuten erschwinglich, Investitionen in 5-stelliger Höhe sind dabei keine Seltenheit. Ihr Ziel der Mehreinnahmen durch diese Therapie macht einen Kredit möglich.

Sie bekommen u. a. auch Geld für ökologische Ausrichtungen. Der **ÖkoKredit** ist u. a. ein **Modernisierungskredit,** der z. B. Praxissanierungen fördert oder die Anschaffung eines Elektroautos für die Hausbesuche des Physiotherapeuten finanziert.

Weiterhin kann es Fördergelder aus den Töpfen des **Europäischen Sozialfonds ESF** geben. Wenn Sie z. B. in von der Politik festgelegten, wirtschaftlich schwachen Regionen Ihre selbstständige Tätigkeit aufnehmen, steigert dies die regionale Wettbewerbsfähigkeit. Dies kann dann ein Förderungsgrund sein.

Weitere Möglichkeiten bietet vorerst noch bis 2013 das Programm EFRE Europäische Fonds für Regionale Entwicklung.

Erste Hilfen und Informationen über Fördergelder erhält ein Physiotherapeut, wie so oft, ganz schnell und einfach im **Internet** über die gängigen Suchmaschinen (▪ Abb. 8.1). Die Suche wird erleichtert, wenn Sie genau wissen, um welche Art des Kredites es sich handelt, z. B. Gründungs- oder Ökokredit?

Hier finden Sie auch generelle Hilfen und Vorlagen für Ihren Antrag, und Kollegen stellen Erfahrungen ihrer Antragstellung ins Netz. Es lohnt sich also immer, etwas zu stöbern.

Auch die oben erwähnten **Kammern** halten ihren Mitgliedern gute Informationen auf ihren Internetseiten bereit, darüber hinaus sind Beratungen für Mitglieder kostenfrei.

Wichtig

Bereiten Sie sich gut auf das Gespräch mit dem potenziellen Geldgeber vor. Erkundigungen nach Ihren Sicherheiten, nach der momentanen Entwicklung des Marktes für Physiotherapeuten sind immer dabei, ebenso die Frage, wo Sie sich in 5 Jahren sehen.

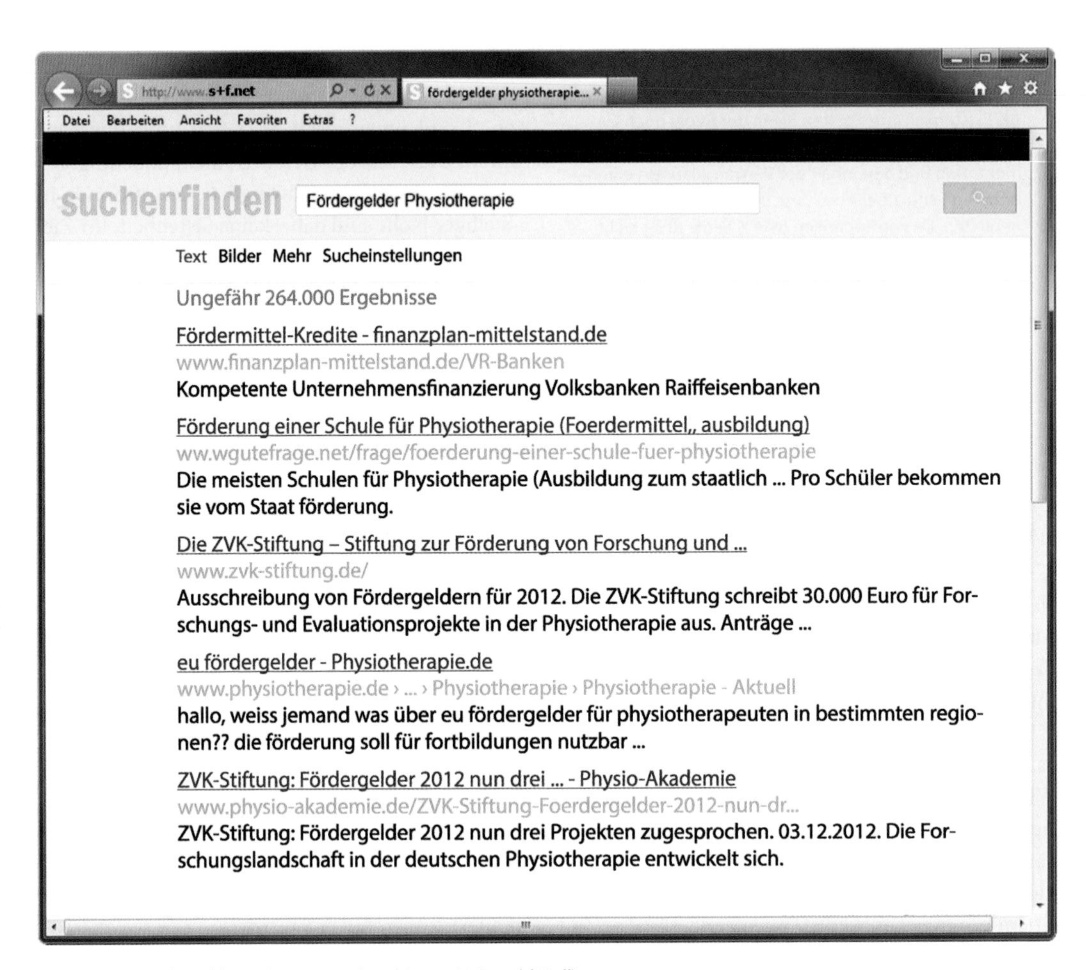

Abb. 8.1 Fördergelder im Internet recherchieren. (© Ronald Doll)

8.2 Wo „steckt" das Marketing?

Bei einer **Praxisneugründung** plant der Physiotherapeut von Anfang an sein Marketing. Es ist ein Bestandteil seines Konzeptes, mit Zeitplan, Marketinginhalten und -kosten. Bei einer Neugründung lässt es sich hervorragend starten. Die in ▶ Abschn. 2.1.3 erwähnte Checkliste passt auch hier gut. Gehen Sie diese Liste durch.

Das Logo lässt sich z. B. sehr gut überall einsetzen.

Bei einer **Praxiserweiterung** muss der Grund der Erweiterung in das Marketing eingebaut werden, z. B. auf Ihrem Praxisflyer mit dem Hinweis: Neu im Programm: Behandlung von Läufern – Weiterbildung 2013. Die Ideen müssen im Antrag integriert sein.

Bei einem **Öko-Kredit** kann z. B. ein Elektroauto für die Hausbesuche gekauft werden. Das umweltbewusste Fahren könnte ein Alleinstellungsmerkmal in Ihrer Region sein und über Ihr Umweltbewusstsein an sich ein sehr gutes Vermarktungspotenzial darstellen (Abb. 8.2).

Gründen Sie eine neue Praxis in einem wirtschaftlich schwächeren **Stadtteil** mit Hilfe von Fördergeldern, dann kann auch dies gut als Untertitel für den Praxisnamen verwendet werde, z. B. „Praxis für Physiotherapie Kern: Praxis St. Pauli". So bekennen Sie sich zu dem Stadtteil und den Menschen. Das kommt normalerweise gut an.

Haben Sie eine **innovative Idee**, kann diese Idee u. a. als Schlüsselbotschaft dienen: „Nur bei Kern – Physiotherapie mit der Therapierolle!" (Abb. 8.3).

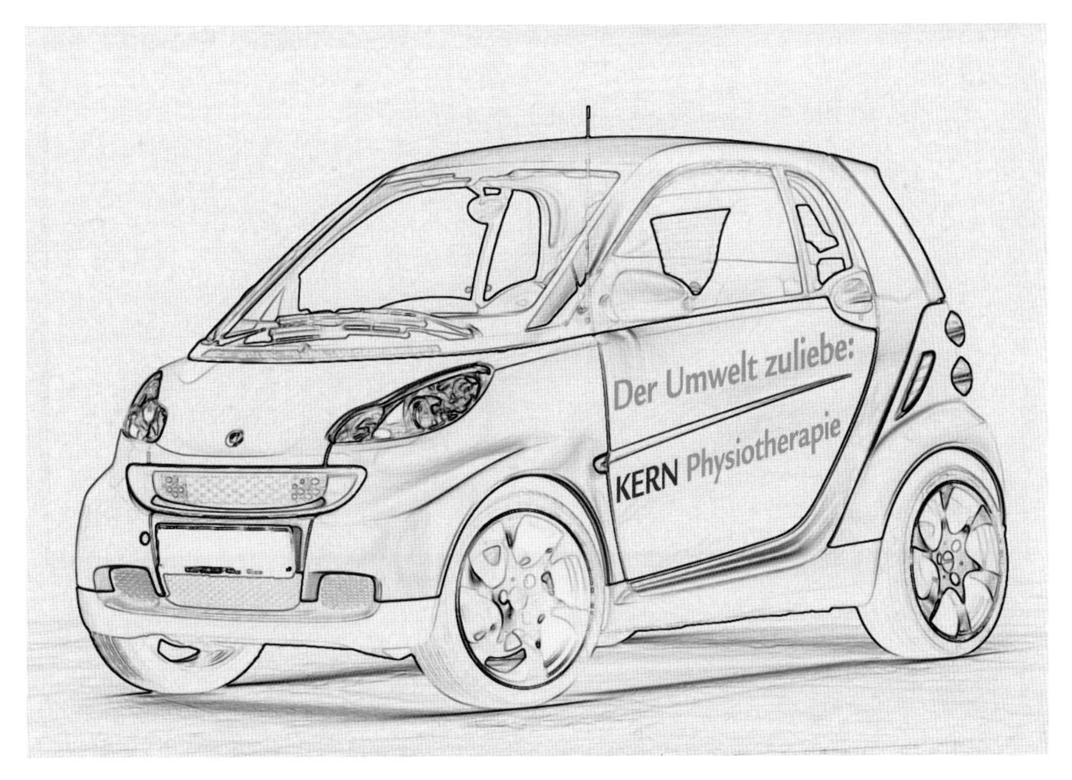

Abb. 8.2 Alleinstellungsmerkmal umweltbewusste Hausbesuche mit einem Elektroauto. (© Ronald Doll)

Tipp vom Anwalt

Beachten Sie, dass die Bank in einer wirtschaftlichen Krise Ihrer Praxis sehr genau prüft, ob sie Ihnen einen (weiteren) Kredit gewährt. Banküblich ist jedenfalls die Vorlage eines sorgfältig ausgearbeiteten Sanierungskonzepts.

Eine drohende Insolvenz kann nicht vermarktet werden. Hier gilt es eher zu erkennen, was beim Marketing falsch gemacht wurde. Ein Kredit zur Abwendung der Praxisschließung kann somit für Marketing eingesetzt werden und Bestandteil des Antrages sein. Beachten Sie jedoch den ► Tipp des Anwalts.

Eine finanzielle Hilfe sollte somit immer auch für das Praxismarketing genutzt werden, um die Chancen auf die Gelderbewilligung zu erhöhen.

Auch **„Geld sparen"** ist eine gute Alternative. Beispielsweise ist Personalwechsel stets teuer für eine Praxis, u. a. durch die Einarbeitung und durch erforderliche Weiterbildungen des neuen Mitarbeiters, um die Haupttherapie und eventuell die Schlüsselbotschaft weiterhin anbieten und transportieren zu können, und ggf. Auszahlung des ausscheidenden Mitarbeiters. Sparen Sie Geld, indem Sie an gutem Personal festhalten und es fördern(s. dazu das ► Praxis-Feedback).

Praxis-Feedback

Dazu sagt der Physiotherapeut Werner Nafzger:

„Zum Marketing gehören ein guter Praxisruf und eine Kontinuität der Mitarbeiter. Aus meiner 20-jährigen Praxiserfahrung kann ich nur bestätigen, dass es sich lohnt, in die Mitarbeiter mit Kursen, internen Weiterbildungen, aber auch mit sozialen Aktivitäten zu investieren. Was zurück kommt, ist, dass die Mitarbeiter länger bleiben und die Praxisphilosophie gefestigter ist.
Nicht die Infrastruktur, sondern die Mitarbeiter generieren das Geld in der Praxis. Diese sind mein wichtigstes ‚Kapital'."

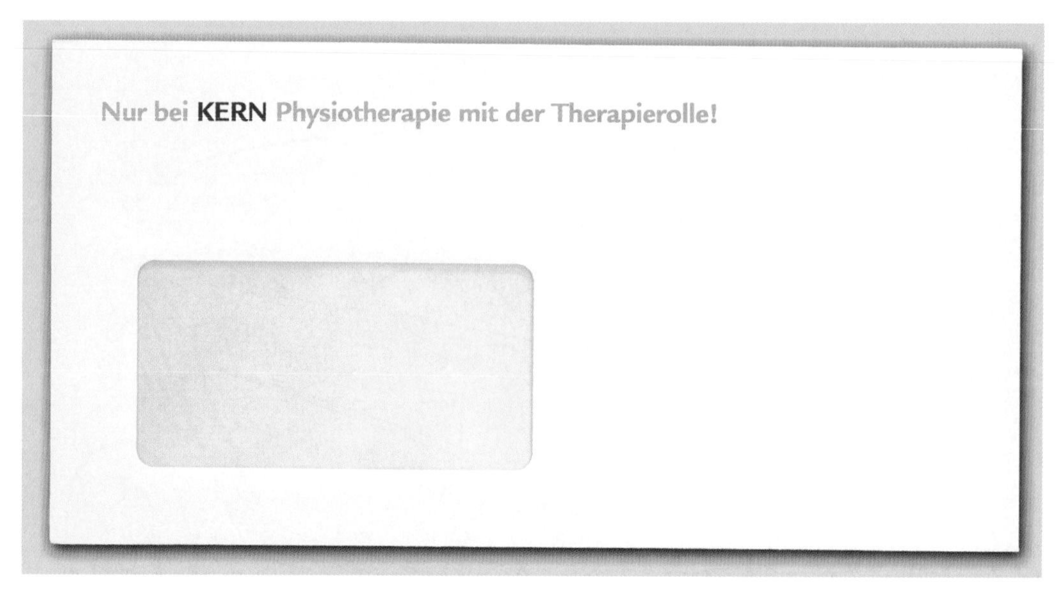

Abb. 8.3 Schlüsselbotschaft auf dem Briefumschlag. (© Ronald Doll)

Praxis-Feedback

Dazu sagt der Physiotherapeut Werner Nafzger:

„Ich kann aus meiner Erfahrung bestätigen, dass es wichtig ist, sich zu überlegen, welche von mir gesponserten Institutionen zum Image meiner Praxis passen. Gezielte Spenden an Vereine/Organisationen aus der näheren Umgebung haben mir am meisten gebracht. Mein Praxisname steht dann im Programmheft oder auf der Sponsorenliste, welche zumindest von den Mitgliedern studiert werden."

8.3 Was ist Sponsoring?

Physiotherapiepraxen können selbst sponsern oder sich sponsern lassen.

In ► Abschn. 4.11 lasen wir, dass unter Sponsoring üblicherweise die Gewährung von Geld oder geldwerten Vorteilen durch Unternehmen zur Förderung von Personen, Gruppen und/oder Organisationen in sportlichen, kulturellen, kirchlichen, wissenschaftlichen, sozialen, ökologischen oder ähnlich bedeutsamen gesellschaftspolitischen Bereichen verstanden wird, mit der regelmäßig auch eigene unternehmensbezogene Ziele der Werbung oder Öffentlichkeitsarbeit verfolgt werden. Leistungen eines Sponsors beruhen häufig auf einer vertraglichen Vereinbarung zwischen dem Sponsor und dem Empfänger der Leistungen (Sponsoringvertrag), in dem Art und Umfang der Leistungen des Sponsors und des Empfängers geregelt sind. Im Gegenzug bekommt der Sponsor eine Leistung.

Heutzutage geht das Sponsoring in der Physiotherapie über die Präsentation des Praxisnamens hinaus. Sponsoring bietet sich an, wenn Sie Patienten oder Ärzte damit ansprechen, die der Physiotherapeut sonst nicht ansprechen kann. Darüber hinaus kann das Sponsoring das Image der Praxis positiv beeinflussen, bei allen Mitarbeitern und bei Patienten und Ärzten.

Besonders bekannt ist das Sportsponsoring. Im Profisport kann es teuer werden, im Amateurbereich durchaus sinnvoll erscheinen.

Wichtig

Wird beispielsweise eine Sportmannschaft unterstützt, kann es sein, dass es Patienten gibt, die gerade diesen Verein nicht gut finden. Sie fühlen sich von Ihnen dann nicht angesprochen und noch mehr, sie möchten gerade deshalb dann nicht zu Ihnen zur Behandlung kommen (s. auch ► Praxis-Feedback).

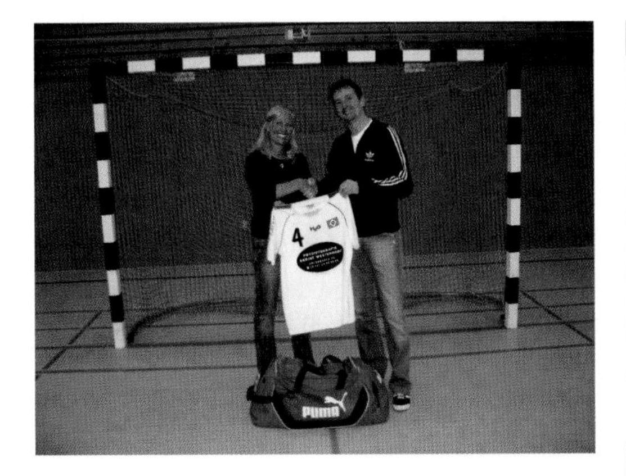

Abb. 8.4 Sponsoring: Trikotübergabe einer Physiotherapeutin in Hamburg an den Mannschaftskapitän einer Amateurhandballmannschaft des HSV. (© Christian Westendorf)

Ein Bezug wäre vorteilhaft; Beispiele:

- Denken Sie eher an Institutionen, die nicht so sehr polarisieren. Unterstützen Sie als Physiotherapeut den Nachwuchs, die Kultur oder die Region der Praxis.
- Spenden Sie z. B. der städtischen Kunsthalle Geld. Im Gegenzug wäre eine Anzeige der Physiotherapiepraxis im Programmheft denkbar. Das fällt auf bei den Lesern, insbesondere weil Sie dort keiner vermutet.
- Oder suchen Sie sich einen regionalen Sportverein und unterstützen den Nachwuchs. Der Bezug Physiotherapie zum Sport eignet sich hervorragend. Jeder Verein freut sich über Sportkleidung (Abb. 8.4). Im Handballsport ist auch Werbung auf der Hose erlaubt. Dieser Hingucker ist eine günstige Variante, in das Sponsoring einzusteigen. Vereine helfen gern bei der Beschaffung der Trikots oder Hosen. Im Gegenzug dürfen Sie sich Sponsor des jeweiligen Vereines nennen und das auch überall schreiben. Es lohnt sich auch, einen weiteren Sponsor für Ihr Vorhaben zu finden und sich die Gesamtkosten zu teilen. Auf einem Trikot z. B. lassen sich Botschaften vorne, hinten, an den Armen und an den Seiten platzieren.

Der Hinweis in der Infobox ▶ Tipp vom Anwalt muss unbedingt beachtet werden.

Tipp vom Anwalt

Das Sponsoring fällt grundsätzlich nicht unter das Heilmittelwerbegesetz (HWG), weil es am erforderlichen Bezug zu einem Produkt oder einem Verfahren fehlt. Es ist vielmehr als allgemeine Firmenwerbung zulässig. Vorsicht ist jedoch geboten, wenn Sie das Sponsoring damit verknüpfen, mit bestimmten Behandlungsmethoden oder -erfolgen oder der Wiedergabe von Krankengeschichten zu werben. Das kann im Einzelfall unzulässig sein.

Tipp

Schreiben Sie über Ihr Sponsoring einen Pressebericht, setzen ein Foto dazu und senden es den regionalen Zeitungen. Mit etwas Glück wird der Artikel gedruckt – ein weiterer Vorteil.

Eine Information über das Engagement der Praxis auf der Internetseite ist ebenfalls kostengünstig und gut, z. B. „Die Einnahmen unseres Vortrages am 25.01.2013 in Ludwigsburg im Rahmen des Kongresses Neurorehabilitation spendeten wir der Kinderkrebshilfe Deutschland."

Eine jährliche Kontrolle der Vor- und Nachteile des Sponsorings mit den jeweiligen Kosten ist unerlässlich. Schauen Sie beispielsweise, ob Sie mehr Patienten, mehr kooperierende Ärzte, mehr Zeit oder mehr Internetzugriffe zu verzeichnen haben.

8.4 Logfile-Analyse

Alle Webserver speichern die Zugriffe auf die Seiten in sog. Logdateien. Eine automatisch erzeugte Statistik gibt Ihnen genau Auskunft über das Surfverhalten Ihrer Besucher. Die Auswertungen zeigen Ihnen u. a. an,

- wie viele Besucher wie lange auf Ihrer Website waren,
- über welche Suchbegriffe die Besucher zu Ihnen gelangt sind,
- welche Links zu Ihnen geführt haben,
- welche Unterseiten häufiger, welche seltener aufgerufen werden,

Tipp vom Anwalt

Die Aufwendungen für Sponsoring sind steuerlich voll abzugsfähige Betriebsausgaben, sofern Sie damit wirtschaftliche Vorteile für Ihre Praxis erzielen oder für bestimmte Verfahren werben wollen. Leistung (Zahlung) und Gegenleistung (z. B. Abdruck Ihres Logos auf dem Trikot der gesponserten Mannschaft) müssen nicht gleichwertig sein; es darf jedoch kein krasses Missverhältnis bestehen. Dagegen liegt eine steuerlich nur eingeschränkt abzugsfähige Spende vor, wenn sie zur Förderung steuerbegünstigter Zwecke freiwillig erfolgt, kein Entgelt für eine Leistung ist und mit den Leistungen der Praxis nicht in einem tatsächlichen wirtschaftlichen Zusammenhang steht.
Beim steuerbegünstigten Empfänger (z. B. einem gemeinnützigen Verein) können steuerfreie Einnahmen vorliegen, wenn lediglich auf den Sponsor hingewiesen wird, nicht jedoch, wenn dieser selbst an den Werbemaßnahmen mitwirkt. Um Rückfragen des Finanzamts zu vermeiden, empfiehlt sich in jedem Fall ein schriftlicher Sponsoringvertrag, in dem Art und Umfang des Sponsoring genau festgehalten werden.

- über welche Einstiegsseiten sie zu Ihnen gelangt sind,
- welchen Weg ein Besucher durch Ihre Seiten genommen hat.

Der Provider, bei dem Sie die Inhalte gespeichert
- über welche Einstiegsseiten sie zu Ihnen gelangt sind,
- welchen Weg ein Besucher durch Ihre Seiten genommen hat.

Der Provider, bei dem Sie die Inhalte gespeichert haben, kann Ihnen eine solche Statistik einrichten. Weitere Informationen erhalten Sie über eine Suchmaschine mit den Suchbegriffen „Logfile Analyse Auswertung“

War es für die Praxis ein Erfolg, kann das Sponsoring ausgebaut werden. Aber auch dann ist eine systematische Zielplanung unabdingbar.

Ihre Aufwendungen des Sponsorings gilt es als Betriebsausgaben zu berücksichtigen (▶ Tipp vom Anwalt).

8.5 Selbst gesponsert werden

Warum nicht selbst gesponsert werden? Ein Idealfall, der zum Tragen kommt, wenn Sie etwas leisten, wovon ein anderer einen Nutzen hat.

So könnte ein Physiotherapeut sich von einem Arzt sponsern lassen, weil der Therapeut z. B. forscht und der Arzt von den Forschungsergebnissen profitieren könnte, z. B. zum Thema Physiotherapie nach Handoperationen. Der Therapeut bekommt spezielle Patienten für die Forschung und Gelder oder Personal aus der Arztpraxis, um die Ergebnisse professionell auswerten zu können.

Außerdem könnte der Physiotherapeut regelmäßig etwas veröffentlichen, wovon andere wiederum einen Nutzen haben. Versendet die Praxis beispielsweise einen vierteljährlichen Newsletter per Mail, mit der vorangegangen Genehmigung der Patienten, könnten z. B. medizinische Geräteversorger davon profitieren. So könnte im Newsletter eine Werbung für die Firma platziert werden, im Gegenzug beteiligt sich dieser Gerätehersteller an den Versand- oder Herstellungskosten.

Wichtig
Physiotherapeuten müssen auch hier immer auf die Bestimmungen des HWG achten und sich für sämtliche Fotos oder Logos der Sponsoren schriftliche Genehmigungen einholen.

Fazit
- Fördergelder zu erhalten ist nicht unmöglich.
- Ein gutes Konzept ist bereits die halbe Miete, und professionelle Hilfe bei der Beantragung kann helfen.
- Sponsoring ist eine durchaus praktikable Möglichkeit, um sich einen Zugang zu neuen Patienten und Kooperationspartnern zu verschaffen. Diese Maßnahmen müssen nicht viel kosten.
- Es ist nicht so sehr entscheidend, ob mehr Gelder durch Sponsoring oder Kredite für die Praxis vorhanden sind. Es wird der Physiotherapiepraxis helfen, dauerhaft erfolgreich sein zu können.

Weiterbildungszertifikat in den Händen – Was nun?

C. Westendorf

C. Westendorf, A. Schramm, J. Schneider, R. Doll, *Marketing für Physiotherapeuten*, DOI 10.1007/978-3-642-35153-2_9, © Springer-Verlag Berlin Heidelberg 2013

Haben Sie schon einmal darüber nachgedacht, Ihre besuchten Fort- und Weiterbildungen als Marketinginstrument zu nutzen?

Ihre Mitbewerber tun es bereits. Es lohnt sich. Immer öfter steht nicht mehr „Krankengymnastik" oder „Physiotherapie" auf den Praxisschildern, sondern „Praxis für Manuelle Lymphdrainage" oder „Neurologische Physiotherapiepraxis" u. a. (Abb. 9.1).

9.1 Fakten der Physiotherapiewelt

Über 400 Fortbildungszentren bedienen über 100.000 aktive Physiotherapeuten in Deutschland in über 100 verschiedenen Fachseminaren, Workshops, Tagungen, Kongressen, Kursen, Arbeitsgemeinschaften, Regionalgruppen, Mitmachseminaren, Kursen und Fortbildungen.

In den 1990-er Jahren wählte die Mehrzahl der Therapeuten ihre Weiterbildungsmaßnahmen nach eigenem Interesse, und das Angebot umfasste weniger als 50 % des heutigen. Darüber hinaus wurden Kurse von Arbeitgebern bezahlt, die eine regelmäßige Teilnahme an Weiterbildungen erleichterten.

Heutzutage kommt ein wesentlicher Faktor hinzu: Sie müssen sich weiterbilden, um mit der Physiotherapie Geld zu verdienen, mehr Patienten gewinnen zu können, die Ärzte leichter von Ihrer Arbeit zu überzeugen und Kooperationspartner zu finden. Es gibt z. B. keine Stellenanzeige mehr, in der nicht Zusatzqualifikationen gefordert werden, und wenn doch, dann sind die Therapeuten mit einer Zusatzqualifikation in einer besseren Position, um die zu vergebende Stelle zu erhalten: „Physiotherapeut gesucht mit … MT, MLD, PNF, Bobath u. v. a."

Patienten haben in der Regel keine medizinischen Vorkenntnisse und vertrauen auf das, was Sie ihm bieten, ohne genau zu wissen, worin der Unterschied zwischen den Therapiearten genau besteht. Er sieht diesen Zusatz und assoziiert damit erst einmal mehr Können.

Nicht unerwähnt soll die Fortbildungspflicht für leitende und selbstständige Physiotherapeuten mit Kassenzulassung bleiben, die eine regelmäßige Fort- oder Weiterbildung unerlässlich macht.

Praxis-Feedback

Dazu sagt die Physiotherapeutin Sabine Westendorf:

„Stimmt absolut. Meine Erfahrung ist, dass der Arzt sehr gern die Physiotherapeuten weiter empfiehlt, die z. B. einen Zertifikatskurs nach dem Maitland-Konzept absolviert haben und dann auf der DVMT-Therapeutenliste stehen. Das wirkt."

Physiotherapeuten bilden sich weiter und sollten das Zertifikat bzw. das erworbene Wissen nach außen (Kooperationspartner, Ärzte, Patienten) und innen (Kollegen, Mitarbeiter) gezielt mit ihrem persönlichen Marketing transportieren, z. B. Ihrer Schlüsselbotschaft.

9.2 Marktforschung

Der Name der Therapie reicht nicht aus. Zwar assoziieren alle mehr Können mit Ihrem Zusatz, aber was genau dahinter steckt, wissen viele nicht. Im Rahmen einer Evaluation wurden im Jahr 2010 50 Ärzte befragt (Abb. 9.2 bis Abb. 9.4).

Beispiel Ein in Hamburg bekannter Handchirurg, Arzt, operierte mich am Finger nach einem Sportunfall und verschrieb mir anschließend Physiotherapie. Auf meine Nachfrage, ob er Manuelle Therapie nach der Operation als sinnvoll erachte, fragte er nach dieser speziellen Therapie, von der er noch niemals gehört hätte. Der Arzt war zu diesem Zeitpunkt um die 50 Jahre alt, operierte wöchentlich bis zu 25 Patienten und verschrieb bestimmt täglich mindestens einmal Physiotherapie (s. auch Abb. 9.3).

Hier ist Ihr Marketing gefordert!

So könnten Sie z. B. an einen Arzt herantreten mit einem Flyer des DVMT mit den Erläuterungen der Therapie (s. dazu das ► Praxis-Feedback).

9.3 Neu erworbenes Zertifikat erhalten?

Mit einem neu erworbenen Zertifikat und dem neuen Wissen sollten Physiotherapeuten stets in

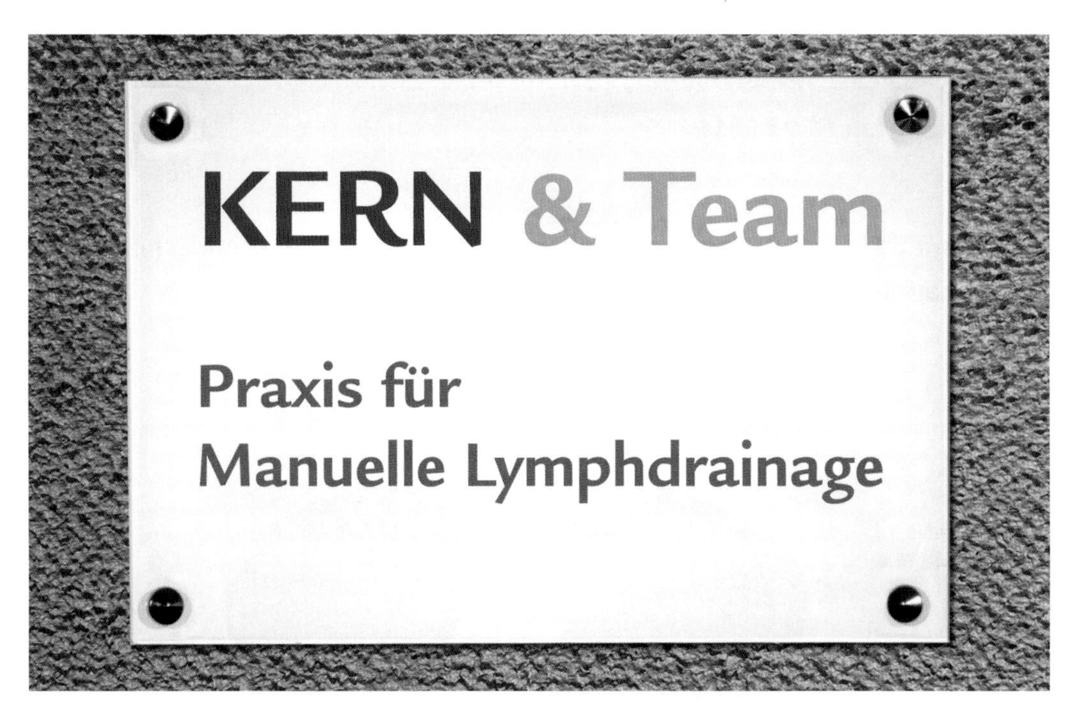

Abb. 9.1 Praxisschild einer Praxis mit Schwerpunkt Manuelle Lymphdrainage. (© Ronald Doll)

Forschung zum Vortrag
„Marketing in der spezialisierten Physiotherapie"

Auswertung am 15.07.2011

3 Fragen Ihre Patienten nach Ihrer Empfehlung?

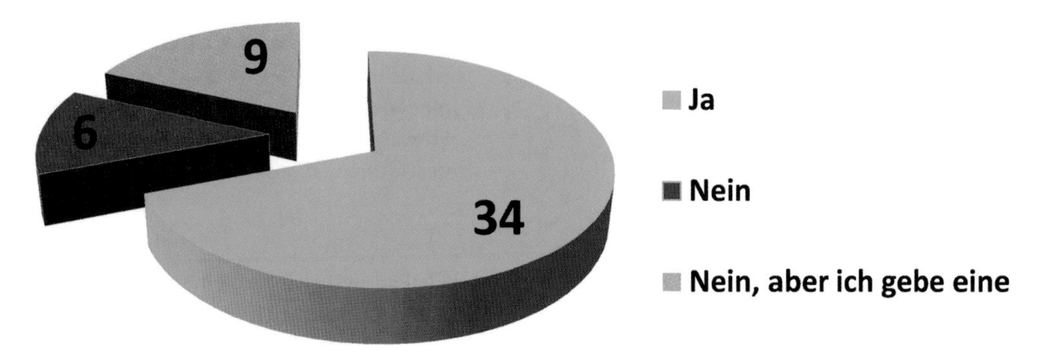

Abb. 9.2 Forschung zum Thema Marketing in der spezialisierten Physiotherapie: „Fragen Ihre Patienten nach Ihrer Empfehlung?" (© Christian Westendorf)

Forschung zum Vortrag „Marketing in der spezialisierten Physiotherapie"

Auswertung am 15.07.2011

5 Kennen Sie i. d. R. das Therapiekonzept der physiotherapeutischen Behandlung oder Fachrichtung?

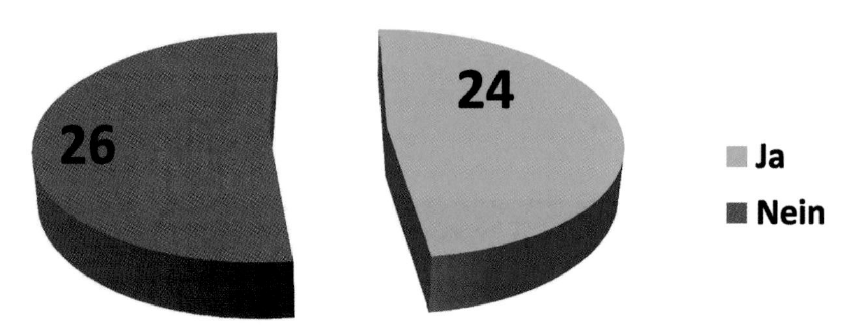

Abb. 9.3 Forschung zum Thema Marketing in der spezialisierten Physiotherapie: „Kennen Sie in der Regel das Therapiekonzept der physiotherapeutischen Behandlung oder Fachrichtung?" (© Christian Westendorf)

einem Zeitraum von ca. 6 Wochen nach der Absolvierung des Kurses an „ihre" Ärzte und Kooperationspartner herantreten. So bringen sie sich wieder ins Spiel und können Erfahrungen austauschen.

9.3.1 Wie kann ein Physiotherapeut das am besten tun und mit welchem Ziel?

Generell gibt es kein richtiges oder falsches Vorgehen, eher Vorlieben der Anzusprechenden. Die Tendenzen zeigt Abb. 9.4.

Tipp

Achten Sie darauf, nicht mehr als 6–8 der besuchten Fortbildungen und angewendeten Therapieformen auf Ihre Visitenkarte oder auf das Praxisschild u. a. zu schreiben. Dieses Phänomen ist noch weit verbreitet und verunsichert besonders den Patienten. „Viele Fortbildungen" heißt für ihn nicht automatisch „viel Wissen". Ausnahmen sind Praxisgemeinschaften mit mehreren Physiotherapeuten unterschiedlicher Schwerpunkte. Diese dürfen gesondert alle aufgezeigt werden.

Der Patient liest sich zum einen nicht alles durch, zum anderen kann er sich gar nicht alles merken und kann damit schnell einen unentschlossenen oder oberflächlichen Therapeuten verbinden. 9 von 10 Patienten, denen ich 2008 4 Visitenkarten zeigte, empfanden denjenigen Therapeuten am

Forschung zum Vortrag
„Marketing in der spezialisierten Physiotherapie"

Auswertung am 15.07.2011

4 Wie möchten Sie von den Physiotherapeuten/innen beim Erstkontakt am liebsten angesprochen werden?

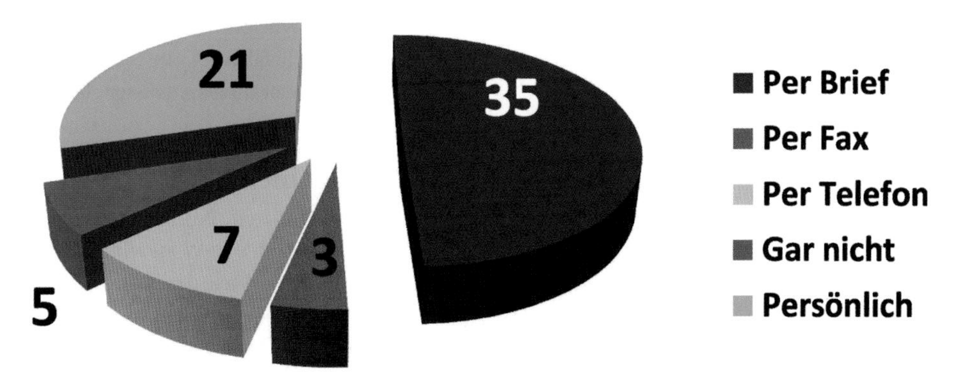

Abb. 9.4 Forschung zum Thema Marketing in der spezialisierten Physiotherapie: „Wie möchten Sie von den Physiotherapeuten/innen beim Erstkontakt am liebsten angesprochen werden?" (© Christian Westendorf)

kompetentesten, der 2–3, maximal 4 Therapien auf seinem Schild oder der Visitenkarte stehen hat. Therapie 10–20 las sich keiner der 10 Patienten durch. Patienten über 60 Jahre sahen in den Therapien 4–10 Kompetenzen, lesen sich diese jedoch nicht genau durch.

Wichtig
Es gilt die Einfachheit des Marketings!

Entscheiden Sie sich für eine, für Ihre wichtigste Therapie, Ihre Schlüsselbotschaft. In der Regel ist das ein Zertifikatskurs mit einem in Ihrem Land anerkannten Abschluss. Handelt es sich dabei um eine für den Patienten eindeutig verständliche Therapieform, dann nennen Sie diese, z. B. Sportphysiotherapie, auch Fußreflexzonentherapie ist geläufig.

Alle **betriebswirtschaftlichen Kurse** inkl. Marketing sind für Sie persönlich zwar wichtig und verschaffen Ihnen einen Wettbewerbsvorteil, für eine Nennung auf Schild und Karte aber gänzlich ungeeignet.

Tipp vom Anwalt

Auch die Publikumswerbung mit Gutachten oder Zeugnissen ist nach dem Heilmittelwerbegesetz (HWG) mittlerweile grundsätzlich zulässig. Allerdings müssen diese von einer fachlich hierzu berufenen Person ausgestellt sein und den Namen, Beruf und Wohnort des Ausstellers sowie den Zeitpunkt der Ausstellung enthalten.

Hängen Sie Ihre **Zertifikate und Urkunden** in der Praxis auf. Bei Ärzten ist das normal (beachten Sie jedoch die Hinweise in der Infobox s. ▶ Tipp vom Anwalt). Suchen Sie sich dafür schöne Rahmen, arbeiten Sie mit Passepartouts, bleiben Sie in Ihrem CI und konzentrieren Sie sich auch hier auf Ihre wesentlichen Therapien oder auf die 2–4 aktuellsten absolvierten Kurse.

Tipp vom Anwalt

Als Physiotherapeut können Sie sowohl freiberuflich (z. B. bei der Behandlung von Patienten) als auch gewerblich (z. B. beim Verkauf von Pezzi-Bällen) tätig sein. Wenn Sie diese Tätigkeiten nicht klar voneinander trennen und ein Zusammenhang besteht, droht Ihnen eine Gewerbesteuerpflicht in Bezug auf Ihre gesamte Tätigkeit. Bei Personengesellschaften gilt dabei die Abfärbetheorie, d. h. die gewerbliche Tätigkeit färbt auf die freiberufliche Tätigkeit ab, es sei denn, sie ist von ganz untergeordneter Bedeutung. Am sichersten ist es deshalb, die Tätigkeiten in verschiedenen Gesellschaften auszuüben und sowohl räumlich als auch buchhalterisch zu trennen. Bevor Sie zusätzlich gewerblich tätig werden, sollten Sie in jedem Fall Ihren Steuerberater und/oder Rechtsanwalt um Rat fragen.

Tipp

Hängen Sie auch Informationen über die Therapieform oder über einen Kongress aus. Damit erreichen Sie viele Patienten mit Informationsbedarf. Achten Sie nur darauf, dass gewerbliche und freiberufliche Dienstleistungen voneinander getrennt aushängen (Details s. ► Tipp vom Anwalt).

Praxisgemeinschaften

Arbeiten Sie in einer Praxisgemeinschaft oder Gemeinschaftspraxis, sprechen Sie das Aufhängen mit Ihren Kollegen oder den Vorgesetzten ab. Die Patienten könnten nun die Kompetenz verstärkt bei demjenigen Therapeuten sehen, der die meisten Zertifikate aufgehängt hat. Ein Lösungsvorschlag wäre das Einigen auf jeweils 1–2 Zertifikate.

Durchaus positives Marketing lässt sich betreiben, wenn in einer Gemeinschaft zwei unterschiedlicheTherapieformen angeboten werden, wenn also z. B. wenn eine Manualtherapeutin mit einem Sportphysiotherapeuten zusammenarbeitet. Nicht nur bei den Ärzten, sondern auch bei Ihren Patienten kommt es sehr gut an, wenn Sie sagen: „Meine Kollegin ist ausgebildete Manualtherapeutin: Ich würde mir wünschen, dass sie sich Ihr Knie einmal anschauen darf. Gemeinsam können wir den bestmöglichsten Therapieerfolg erzielen."

Die Zusammenarbeit bietet sich besonders an, wenn Sie beispielsweise im Urlaub oder bei einer Fortbildung sind. Um den Termin nicht ausfallen zu lassen, bitten Sie Ihren Patienten mit dem oben genannten Hinweis während Ihrer Abwesenheit zu Ihrer Kollegin.

Ihre Weiterbildungen sollten einen „roten Faden" beinhalten. Bleiben Sie einem, maximal zwei **Fachgebieten** treu, so z. B. der Neurologie, der Pädiatrie oder der Manualtherapie. Besonders Ärzten fällt es auf, wenn Sie diesen roten Faden verlieren. Natürlich dürfen Sie bei Interesse andere Fortbildungen besuchen, nur öffentlich machen müssen Sie diese nicht.

Mehr Wissen verleiht Ihnen durchaus mehr Ruhe und Erfahrung, die Sie mit einem Patienten spürbar besser umgehen lassen. Das ist ein positiver Marketingeffekt.

Therapeutenlisten

Eine Möglichkeit, um Patienten zu gewinnen und auf das vorhandene Wissen hinzuweisen, sind Therapeutenlisten. Viele der Fort- und Weiterbildungen sind von einem Verband organisiert. Diese haben in der Regel Therapeutenlisten im Internet oder auf Papier zusammengestellt und veröffentlicht.

Die Verbände garantieren dann, dass der Therapeut auf der Liste stehen darf und der Patient, der Arzt und der Kooperationspartner sich sicher sein können, dass die Angaben stimmen.

Unter www.triggerpunkt-therapie.eu beispielsweise ist 2008 eine Internetplattform eingerichtet worden, die über die Triggerpunkttherapie IMTT informiert und Adressen von Therapeuten sowie Ärzten vermittelt, die das Ausbildungscurriculum in Triggerpunkttherapie nach dem IMTT-Standard besucht haben. Haben Sie diese Kursreihe erfolgreich absolviert, dann können Sie sich kostenfrei auf deren Therapeutenliste platzieren.

Aus Gründen des **Datenschutzes** können Adressen im Internet der Öffentlichkeit nur zugänglich gemacht werden, wenn von dem Betreffenden, in diesem Falle Ihnen als Therapeut, eine ausdrückliche schriftliche Einwilligung vorliegt (weitere Details s. auch ► Tipp vom Anwalt). Erst dann können Sie auf einer Therapeutenliste stehen. Nehmen Sie also aktiv zu dem entsprechenden Verband Kontakt auf.

Vergessen Sie bei Ihrem Marketing mit dem neu erworbenen Zertifikat das **Internet** nicht! Hier emp-

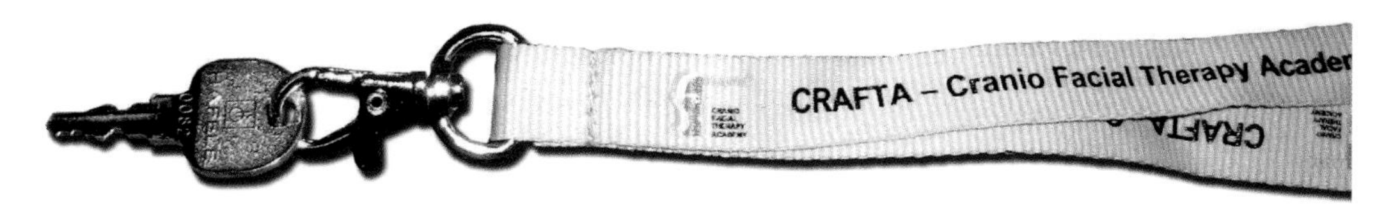

Abb. 9.5 Schlüsselband mit der Qualifikation des Therapeuten als Aufschrift. (© Christian Westendorf)

Tipp vom Anwalt

Der Betreiber der Internetseite, auf der die Therapeutenliste veröffentlicht ist, hat nach dem Telemediengesetz (TMG) die datenschutzrechtlichen Bestimmungen einzuhalten. Die Veröffentlichung Ihrer Daten setzt stets Ihre ausdrückliche Einwilligung voraus. Diese können Sie jederzeit widerrufen oder zeitlich befristen. Zudem muss Sie der Dienstanbieter vor der Veröffentlichung über Art, Umfang und Zweck der Erhebung und Verwendung Ihrer Daten unterrichten.

fiehlt es sich, auch auf seine neue Therapieart oder Zusatzqualifikation gesondert hinzuweisen. Es gibt dazu 2 gute Möglichkeiten:

- Zum einen darf auf eine neue Therapieart ganz explizit als neue Therapie hingewiesen werden, diese Therapie sollte auch zu den anderen Haupttherapien geschrieben werden.
  - Achtung: Es dürfen insgesamt nicht zu viele werden (s. oben).
- Zum anderen lassen sich z. B. Themenkurse als Neuigkeiten für 3–6 Monate auf die Startseite der Praxisinternetseite schreiben, oder auch zu dem dortigen Unterpunkt „Zusatzqualifikationen/Weiterbildungen", eventuell so:
  - Zusatzqualifikation durch eine Weiterbildungsmaßnahme in Berlin zum Thema „Neueste Therapiemöglichkeiten nach Bandscheiben-OP" bei dem Dozenten Max Mustermann aus der Schweiz im August 2013.

Suchen Sie sich Ihre 2–4 wichtigsten Themen heraus, oft lassen sich Ihre Weiterbildungen unter einem Fachgebiet zusammenfassen. Das wirkt sehr professionell und kompetent für Ihre Patienten.

Zusammenarbeit mit Ärzten

Ein neues Zertifikat in den Händen zu halten ist auch immer ein guter Moment, um sich bei den Ärzten in die Erinnerung zu bringen.

Fragen Sie u. a. nach dem Bedarf des Arztes, im Hinblick auf die Zusammenarbeit das neue erworbene Wissen in 10 Minuten vorstellen zu dürfen. So kommen Sie leicht in ein Gespräch und können erzählen, wo und wie Sie sich fachlich weitergebildet haben. Fachkongresse haben immer noch einen guten Ruf, besonders, wenn Sie Patienten danach befunden und behandeln und dem Arzt und auch den Patienten das Gefühl geben, auf dem neusten Stand der Medizin zu sein.

Generell gilt auch hier: Nehmen Sie sich die Marketingcheckliste (▶ Abschn. 2.1.3) vor und gehen Punkt für Punkt durch. Möglich sind Änderungen und Informationen mit Ihrem neuen Wissen z. B. auf dem Anrufbeantworter, gegenüber der Presse, auf der Kleidung, in den Telefonbüchern, Onlineplattformen u. v. m.

Wurde z. B. ein Fasziendistorsionsmodellkurs besucht, schreiben Sie einen Dreizeiler darüber und verwenden diesen als **Pressetext** für die regionalen Zeitungen. Die Veröffentlichung eignet sich hervorragend für die Vermarktung und darf den Patienten, Ärzten und Partnern gern mitgeteilt werden.

Der Titel der Fortbildung oder Therapie auf Ihrer **Arbeitskleidung** sieht immer gut aus. Patienten registrieren es, wenn der Physiotherapeut auf seinem Schlüsselband oder seinem Praxispoloshirt z. B. „Manualtherapeut" stehen hat (Abb. 9.5).

Wichtig

Achten Sie bei dem Druck, der Beflockung oder dem Stich darauf, dass Sie in Ihrem Praxis-CI bleiben, die gleichen Farben nutzen, die gleiche Schriftart usw. (weitere Hinweise s. ▶ Tipps vom Grafiker)

Möchten Sie Ihr per Zertifikat erworbenes Wissen als Schlüsselbotschaft nutzen, dann muss dieser Titel oder Therapieform z. B. auf das Praxisschild (s. Abb. 2.3).

Tipp vom Grafiker

Für ein T-Shirt mit Praxislogo benötigen Sie für den Druck (oder die Beflockung) Ihr Logo als EPS-Vektor-Datei oder als Pixeldatei im Format PNG, JPG oder TIF (dann mit einer Auflösung von 300 dpi, was bei einer Größe von 10 cm × 5 cm etwa 1200 pix × 600 pix entspricht). Wenn Sie im Internet bestellen, finden Sie dort alle nötigen Angaben. Oft gibt es in großen Einkaufszentren Shops, die T-Shirts direkt bedrucken. Bei Schlüsselbändern (suchen Sie im Internet auch nach Lanyard) finden Sie Hersteller, bei denen Sie auch kleinere Mengen bestellen können – teilweise sogar ab 1 Stück. Dafür benötigen Sie die gleichen Dateiformate.
Beachten Sie die unterschiedlichen Lieferzeiten (bis zu 28 Arbeitstage) und bestellen Sie rechtzeitig vor einer Veranstaltung – sonst stehen Sie am Veranstaltungstag ohne Ihr Give-away da.

Denken an Sie an Ihre Einträge auf **Online-Fachportalen** wie z. B. www.Physiotalk.de. Dort fügen Sie Ihre neu praktizierte Therapieform zu, und diese wird somit von verschiedenen partizipierenden Gruppen gesehen.

Wichtig
Werben Sie niemals mit einer Therapie, mit einer Leistung, die sie nicht erbringen können. Patienten, auch ohne medizinischen Hintergrund, merken es, und eine Negativwerbung, die sich um ein Vielfaches schneller und weiter herumspricht, ist perfekt. Einige Therapiearten dürfen auch nicht angewendet werden, wenn die Weiterbildung nicht erfolgreich abgeschlossen wurde (s. hierzu ► Tipp vom Anwalt).

Ein Zertifikat in den Händen befähigt in der Regel dazu, **Dozent** für das Thema zu werden. Dann starten Sie als Assistent für den Verband, durchlaufen eine gesonderte Ausbildung, und am Ende, mit einer erneut bestanden Prüfung, sind Sie Dozent, Instruktor, Lehrer o. Ä.

Als Dozent lässt sich ein gesondertes Marketing betreiben. Sie stehen für die Sache, und Ihnen wird von den Ärzten und Patienten eine hohe Kompetenz bescheinigt, nur mit dem Titel „Dozent für …". Es lohnt sich folglich, auf Ihre Tätigkeit, Ihre Vorträge oder Kurse hinzuweisen. Machen Sie darauf aufmerksam auf der Visitenkarte, auf der Internetseite usw. (s. auch Checkliste in ► Abschn. 2.1.3).

Tipp vom Anwalt

Sie sollten in der Werbung auf keinen Fall den Eindruck vermitteln, eine Prüfung bestanden zu haben oder einen Titel führen zu dürfen, wenn dies tatsächlich nicht der Fall ist. Das ist unzulässige irreführende Werbung und kann sogar strafbar sein. Auch die Abrechnung dieser Therapieart gegenüber der Krankenkasse setzt eine abgeschlossene Fortbildung mit Zertifikat voraus (z. B. Manuelle Therapie nach dem Maitland-Konzept).

Und wenn Sie Freude am Unterrichten haben, dann starten Sie gern eine zweite, neue Laufbahn.

Fazit

Wissen lohnt sich!

Zum einen ist es das fachliche Wissen an sich in der Therapie, zum anderen das Vermarkten dessen nach außen.

Zertifikate oder Teilnahmebescheinigungen lassen sich hervorragend an vielen Stellen platzieren. Ihre persönliche Checkliste beinhaltet hier mehrere Bereiche, die zum Thema neues Zertifikat passen.

Achten Sie darauf, dass die ausgehändigte Bescheinigung optisch gelungen aussieht, damit sie sich gut aushängen oder platzieren lässt.

Es dürfen keine Rechtschreibfehler oder Flecken darauf sein.

Es lohnt sich auch, beim Fortbildungszentrum oder Veranstalter nachzufragen, ob das Zertifikat noch einmal in Farbe oder auf Englisch ausgestellt werden kann. Die entstehenden Kosten übersteigen in der Regel 20 Euro nicht.

Digitalisieren Sie die wichtigsten Bescheinigungen und speichern diese gut ab.

Wissen stärkt Ihr Selbstbewusstsein! Und beides stärkt Sie und Ihre Erfolge in der Therapie.

In die **Zukunft** geschaut sind Ihre Titel und Kurse ebenso ein Markenzeichen für Ihre Praxis, weil immer mehr Patienten Eigenleistungen nicht nur erbringen müssen, sondern auch wollen. Das tun alle lieber bei dem Kompetentesten. Dann müssen Sie u. a. nicht auf dem Gebiet des Preises konkurrieren.

Ein Zertifikat in den Händen bedeutet also viel für die Praxis und den dauerhaften Erfolg!

Interkulturelles Marketing

C. Westendorf

C. Westendorf, A. Schramm, J. Schneider, R. Doll, *Marketing für Physiotherapeuten*,
DOI 10.1007/978-3-642-35153-2_10, © Springer-Verlag Berlin Heidelberg 2013

Diese doch **neue Art von Marketing** kann durchaus interessant sein für Physiotherapeuten.

In Deutschland leben ca. 10 Millionen Ausländer. Diese Gruppe gilt es bei dieser Art von Marketing gesondert anzusprechen und für Ihre Praxis zu gewinnen.

Können Sie sich mit einer Ausländergruppe in Deutschland besonders identifizieren und kennen Sie deren Besonderheiten? Das kann, als wohl wichtigstes Merkmal, die Sprache sein, darüber hinaus auch die Religion, die Werte und kulturelle Besonderheiten.

Dann überlegen Sie sich beispielsweise, sich mit Ihrer Praxis auf diese Gruppe zu konzentrieren, mit einer weiteren Schlüsselbotschaft. Ich empfehle hier bewusst eine weitere. Die Begründung folgt in diesem Kapitel.

Am einfachsten ist es sicher, wenn Sie selbst einer dieser Gruppen angehören, beispielsweise die Sprache dieser Personengruppe als Muttersprache sprechen. Aber auch ohne Sprache gibt es gute Möglichkeiten innerhalb des interkulturellen Marketings, um dauerhaft erfolgreich diese Gruppe für Ihre Praxis zu gewinnen und therapieren zu können.

Wichtig
Es handelt sich hierbei um ein gruppenspezifisches Marketing.

10.1 Was genau ist das interkulturelle Marketing?

Interkulturelles Marketing

Das interkulturelle Marketing oder auch Ethno-Marketing zielt auf die Personengruppen, die in Deutschland nicht in der Mehrheit sind. Das sind sehr viele. Die größten Gruppen sind hierzulande die Türken, die Italiener, die Polen, und dann die Griechen (Abb. 10.1).

Richtig ist, dass diese große Gruppe viele Patienten beinhaltet. Richtig ist auch, dass diese Patienten schon jetzt bei Physiotherapeuten unterkommen und folglich einen großen finanziellen Beitrag u. a. an Physiotherapeuten leisten. Es sind also viele Patienten, die es gilt, für sich zu gewinnen und das dauerhaft, u. a. mit einer anderen Ansprache, als Sie es vielleicht mit den deutschen Patienten tun würden.

Die Statistik in Abb. 10.1 ist nicht einmal ganz genau. Wahrscheinlich sind die Zahlen noch etwas höher, denn es ist schwierig, diese Gruppe genau einzugrenzen. Hinzu kommt eine Gruppe Deutscher, deren Vorfahren u. a. Migranten sind und die gar nicht in dieser Statistik erfasst werden. Diese Personen können sich stark mit ihrer Herkunft identifizieren und lassen sich gezielt mit interkulturellem Marketing ansprechen.

Sie können diesen Patienten mit einer **besonderen Ansprache**, z. B. den Traditionen entsprechend, anreden. Er würde sich gern auf Sie einlassen, weil er diese Art der Ansprache kennt und gern lebt. Das kann z. B. die Sprache sein, wenn Sie sie beherrschen. Er würde sich wohlfühlen.

Ausländische Patienten bzw. solche mit Migrationshintergrund sind ein durchaus großer Markt, der über die genannten Zahlen höchstwahrscheinlich noch hinaus geht. Und der Markt wird Ihnen auf Dauer zur Verfügung stehen.

Die Anzahl der Migranten in Deutschland wird in den nächsten Jahren noch wachsen, so die offiziellen Hochrechnungen. Hingegen wird bei der Gesamtbevölkerung in Deutschland kein Bevölkerungszuwachs erwartet, eher eine Verminderung.

Wichtig
Es gibt sehr viele Patienten, die sich, mit dieser Marketingmöglichkeit angesprochen, für Ihre Praxis gewinnen lassen, und das dauerhaft. Es lohnt sich also, sich mit dem Thema des interkulturellen Marketings auseinander zu setzen.

Es ist bewiesen, dass die kulturelle Herkunft ein **anderes Konsumverhalten** mit sich bringt, also auch ein anderes Auswahlverfahren der Patienten auf der Suche nach dem richtigen Physiotherapeuten. Die Auswahl des Arztes ist ebenso eine andere.

Gehen Sie als Therapeut auf diese Gruppen speziell ein, dann kann das für Sie Ihr Alleinstellungsmerkmal in Ihrer Region bei den Patienten sein. Sprechen Sie z. B. neben Deutsch eine zweite Sprache, vielleicht sogar als Muttersprache, zumindest

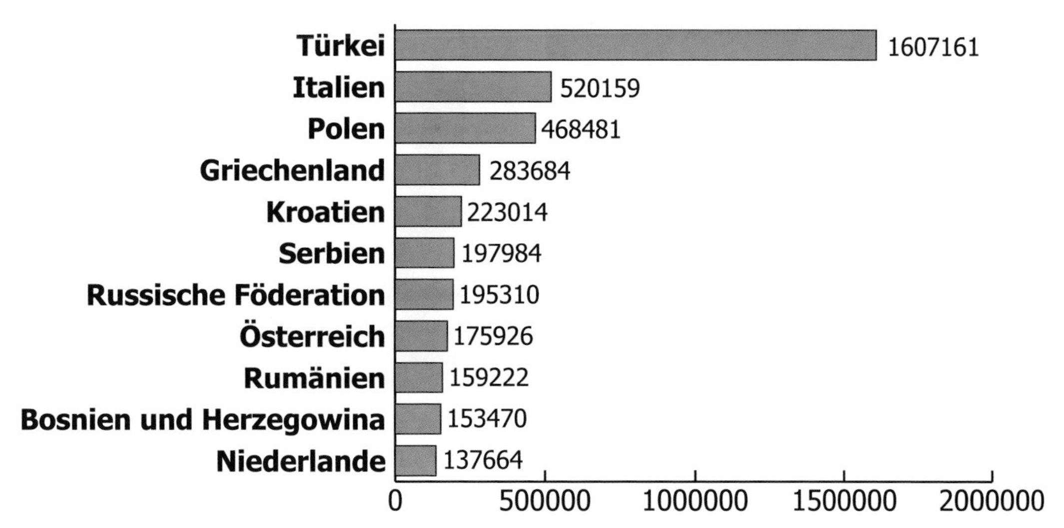

Abb. 10.1 Ausländer in Deutschland im Jahr 2008 (Quelle für die Zahlen: Statistisches Bundesamt; © Ronald Doll)

„medizinsicher“, dann ist das schon ein wichtiger Grund, sich diese Gruppe einmal genauer anzuschauen.

Interkulturelles Marketing ist für nichts anderes als Marketing in einem speziellen Segment, nämlich einer Gruppe wie z. B. türkische Patienten.

10.2 Wie sieht interkulturelles Marketing in der Praxis aus?

Da es sich bei den Türken um die größte Gruppe in Deutschland handelt, wird hier verstärkt auf diese Gruppe eingegangen. In den meisten Fällen können Sie es auf eine andere Gruppe übertragen.

Tauchen Sie in die Lebenswelt Ihrer ausgewählten Gruppe ein.

Die Türken beispielsweise, als größte Gruppe in Deutschland, aber auch die Italiener, sind u. a. bekannt für ihren Familiensinn. Sind Sie spezialisiert auf Kinderphysiotherapie z. B. mit Bobath oder Vojta, dann ist das hervorragend in dieser Gruppe zu platzieren. Gehen Sie in Ihrer Schlüsselbotschaft darauf ein, nutzen Sie es in Ihrem Logo, auf Ihrer Internetseite usw., indem Sie eine Familie oder ein glückliches Kind abbilden (Abb. 10.2).

Auch **Statussymbole** sind bei der türkischen Bevölkerung in Deutschland wichtig. Behandeln Sie also bei einem Bundesligaverein die Profis, dann kommunizieren Sie diese Information in die Gruppe der türkischen Patienten auf den oben genannten Wegen. Ihr Patient wird gern sagen, „Ich bin bei dem Physiotherapeuten, der behandelt die Profis vom …“. Wenn Sie äußerlich der Zielgruppe ähneln oder dieser Gruppe selbst entspringen, dann wäre es sehr gut, wenn Sie sich mit auf diesen Werbebildern abbilden. Haben Sie z. B. einen türkischen **Namen**, dann schreiben Sie diesen unbedingt dazu. Das schafft Vertrauen.

> **Tipp vom Anwalt**
>
> Seit 2012 ist nach dem Heilmittelwerbegesetz (HWG) die Publikumswerbung für Verfahren und Behandlungen von Physiotherapeuten gelockert worden. Sie dürfen beispielsweise mittlerweile mit Abbildungen in der Berufskleidung oder bei der Ausübung ihrer Tätigkeit werben. Auch die bildliche Darstellung von Behandlungsmethoden oder Veränderungen des menschlichen Körpers sind grundsätzlich ebenso erlaubt wie Vorher-nachher-Bilder. Allerdings ist dies eine Frage des Einzelfalls und sollte besser vorher geklärt werden.
> Erlaubt sind in jedem Fall Portraitfotos und eine Vorstellung der Person im Sinne einer allgemeinen Firmenwerbung.

Oft laufen die **Therapiegespräche** dennoch in deutscher Sprache ab. Wichtig ist jedoch, dass die

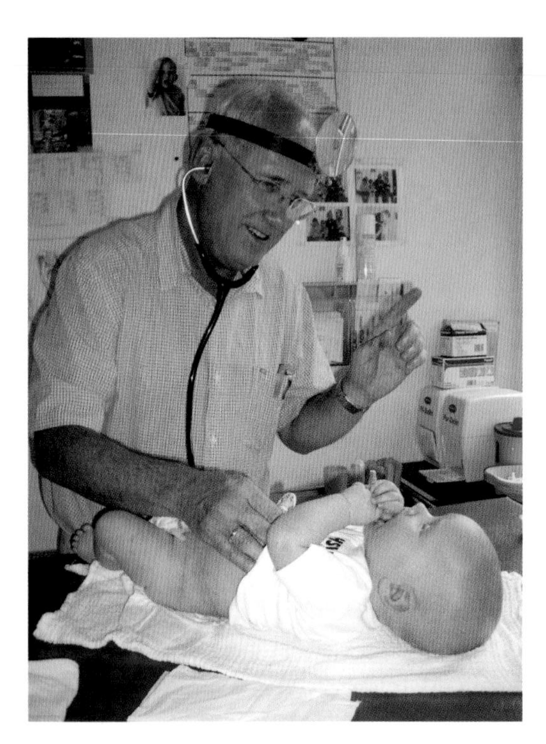

Abb. 10.2 Szene aus einer Hamburger Kinderarztpraxis. (© Dr. Joachim Zastrow)

Patienten merken: Diese Praxis geht auf uns zu (Abb. 10.3 und ▶ Tipp vom Anwalt).

Therapeuten können darüber hinaus sehr gut in die die türkischen **Medien** gehen, beispielsweise mit einer **Anzeige** ihrer Praxis. Die Tageszeitungen „Hürriyet", „Türkiya" oder „Milliyet" sind drei davon, um Ihre auserwählte Gruppe anzusprechen. In Berlin gibt der Werner-Verlag russischsprachige Zeitschriften und Zeitungen heraus. Dort hinein passt auch ein kleines Foto.

Eine Anzeige in der Landessprache in der jeweiligen **Zeitung** ist eine oft kostengünstige und erfolgversprechende Möglichkeit für Sie und Ihre Praxis. Sie ist momentan die am häufigsten angewendete im interkulturellen Marketing. Mit einer Anzeige vermitteln Sie das Gefühl „Die Praxis kümmert sich um uns! Dahin können wir zur Physiotherapie gehen!"

In deutschsprachigen Zeitungen lohnt sich in der Regel diese Art der Werbung nicht.

Einen türkischen **Hörfunksender** gibt es ebenfalls in Berlin. Ein kurzer Werbespot kann Sinn machen. Lassen Sie sich ein unverbindliches Angebot geben (weitere Hinweise in der Infobox ▶ Tipps vom Werber).

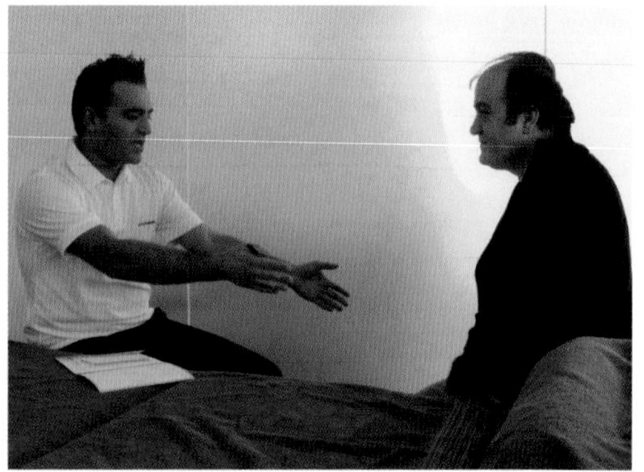

Abb. 10.3 Szene aus einer Unterföhringer Physiotherapiepraxis: Physiotherapeut mit türkischem Patienten. (© Devrim Özkan)

Tipp vom Werber

Durch lokale Radiosender, die sich auf große Städte oder Regionen beschränken, entsteht die Möglichkeit, Werbung auch regional punktgenau einzusetzen. Abhängig von Verbreitung und Sendezeit kann ein solcher Radiospot schon für einige 100 Euro gesendet werden. Allerdings kommen noch die Kosten für die Herstellung des Spots dazu, die abhängig von der Länge und der Struktur des Inhalts sind. Gute Radiospots sind aber schon für 1.000 Euro zu produzieren. Immer bestimmt u. a. die Länge die Kosten, kürzere Spots kosten natürlich weniger.
Ohne Werbeagentur werden die professionelle Erstellung des Spots und die Buchung der Sendeplätze – zumindest bei großen Sendern – wohl eher schwierig werden.

In Deutschland gibt es inzwischen darüber hinaus über 50 türkische **Fernsehprogramme**, die von der türkischen Bevölkerung in Deutschland gesehen werden. Einige dieser Programme haben sogar andere Werbung in Deutschland laufen als zeitgleich in der Türkei. Das spiegelt den enormen Markt wider.

Türken scheinen audiovisuelle Menschen zu sein. Sie reagieren viel auf Fernsehspots wie z. B. der Stromanbieter, die in türkischer Sprache werben. Wer türkische Patienten ansprechen will, dessen Praxis könnte in das türkische Fernsehen gehen. Das macht Sinn für Physiotherapiepraxisketten oder größere Verbände, u. a. Kliniken.

Fernsehwerbung ist für Sie als Physiotherapiepraxis jedoch kostspielig, der Erfolg, im Vergleich zu den anderen hier genannten Möglichkei-

Praxis-Feedback

Physiotherapeut Devrim Özkan sagt dazu:

„Ein wichtiger Grund, wieso ausländische Patienten bevorzugt zu mir in Behandlung kommen, ist sicherlich zum einen die Sprache bzw. die Sprachbarriere und zum anderen die kulturelle Vertrautheit. Speziell türkischstämmige Patienten, die mit der deutschen Sprache noch nicht sehr gut vertraut sind, kann ich fachlich und individuell gut aufklären und beraten. Bilinguale Therapeuten können sicherlich schneller eine Vertrauensbasis aufbauen."

ten, eher gering. Ein Grund dafür: Sie agieren in der Regel regional.

Sehr entscheidend beim interkulturellen Marketing ist die **Sprache**. Die Sprache ist ein Türöffner für die Praxis auf der Suche nach Ärzten und Patienten.

Unterbewusst wirkt Ihre Praxiswerbung in der Muttersprache positiv, vertrauter bei den Patienten und auch Ärzten. Sie ist für sie viel emotionaler. Und Emotionen spielen immer eine Rolle auf der Suche nach einem Therapeuten. Der Markt an Physiotherapiepraxen wird dichter. Die Patienten suchen nach dem für sie besten Therapeuten. Da spielen Emotionen durchaus eine Rolle. Diese sprechen Sie durch die Muttersprache positiv an.

Es gilt sogar zu überlegen, ob es sich für Ihre Praxis lohnt, einen **Mitarbeiter** einzustellen, der die Fremdsprache beherrscht, dessen Gruppe Sie ansprechen wollen, weil sie z. B. in Ihrer Umgebung sehr präsent ist. Diese Person könnte auch in Teilzeit arbeiten. In der Arbeitszeit bedient sie diese spezielle Gruppe, die Sie durch Ihr interkulturelles Marketing gewinnen wollen (s. hierzu das ► Praxis-Feedback und ◘ Abb. 10.4).

Eine weitere sehr gute Möglichkeit ist u. a. Musik in Ihrem **Wartezimmer**. Haben Sie zu einer speziellen Zeit nur diese eine spezielle Gruppe in Behandlung, dann können Sie den Wohlfühlfaktor durch einheimische Musik noch verstärken. Musik bleibt im Kopf, Ihre Praxis dadurch ebenso. Bedenken Sie nur, dass die GEMA möglicherweise Gebühren erheben kann (► Tipp vom Anwalt).

Türken z. B. schätzen die Gastfreundschaft sehr. Versuchen Sie mit Ihrem Marketingaktivitäten ein guter Gastgeber zu sein.

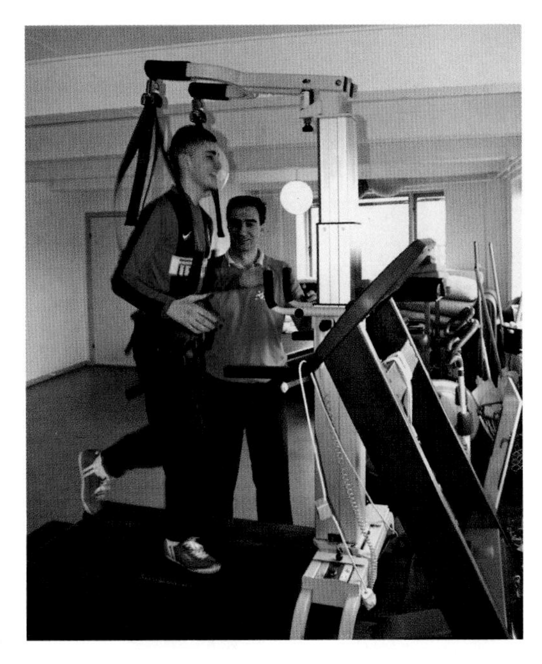

◘ **Abb. 10.4** Szene aus einer dänischen Tagesklinik: Physiotherapeut mit iranischem Patienten. (© Tagesklinik „Neuroklinik" Aarhus, Dänemark)

Tipp vom Anwalt

Der EuGH hat im Jahre 2012 entschieden, dass ein Zahnarzt für die in seinem Wartezimmer wiedergegebene Hintergrundmusik keine Vergütung an eine Verwertungsgesellschaft zahlen muss. Dies wäre nur bei einer sog. öffentlichen Wiedergabe der Fall, wenn zugleich Erwerbszwecke verfolgt werden. Das Wartezimmer des Arztes – Entsprechendes gilt für das Wartezimmer einer Physiotherapiepraxis – ist wegen des eingeschränkten Publikumsverkehrs in der Regel kein öffentlicher Raum. Die Patienten erleben die Wiedergabe der Musik eher zufällig und suchen nicht zu diesem Zweck die Praxis auf.

Bitte denken Sie auch immer an Ihren **Internetauftritt**. Dort ist es ratsam, eine extra Seite nur für diese Gruppe einzurichten. Auf diesen Bereich Ihrer Website muss auf der Startseite deutlich hingewiesen werden, z. B. durch die Landesflagge oder in Worten in der jeweiligen Sprache. Auf dieser Seite muss die jeweilige Sprache angewendet werden. Sie können auch Nationaltypisches dort unterbringen wie z. B. ein Foto mit Trachten, ein Gedicht aus der

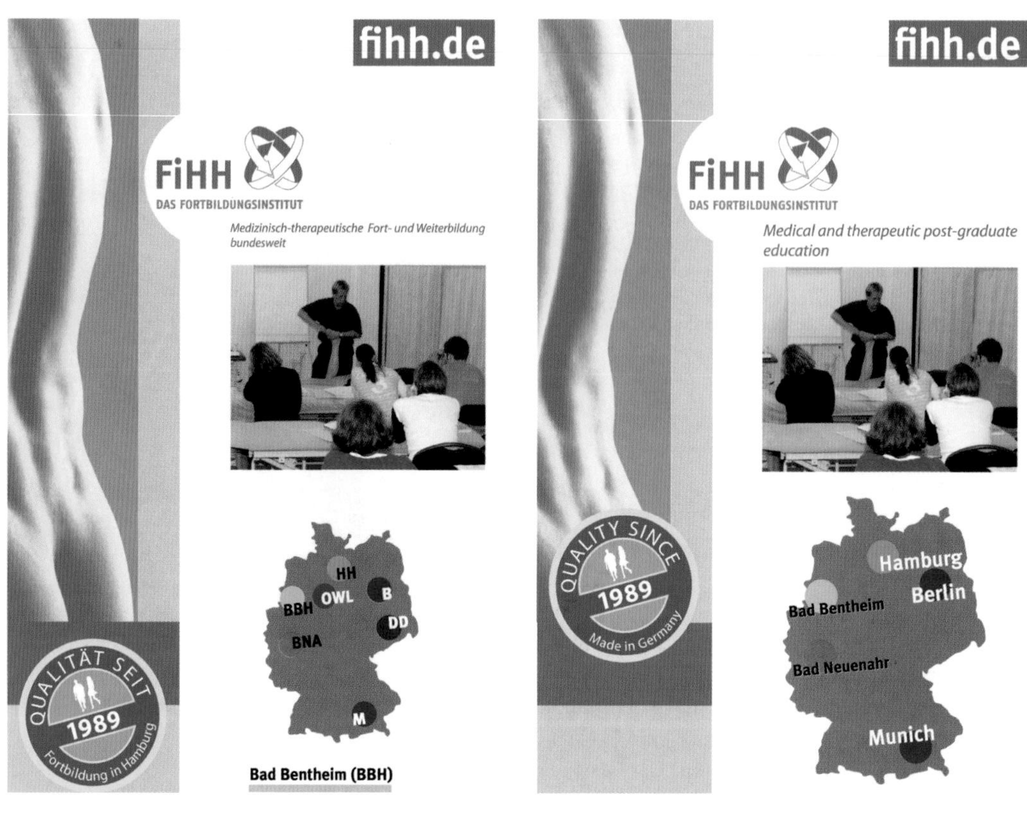

Abb. 10.5a, b Nacktheit: auf dem Logo des Bildungsinstituts FiHH Das Fortbildungsinstitut in der deutschen Version (**a**) und in der für Türkei und Dubai geänderten Version (**b**). (© Ronald Doll)

Heimat oder positive Neuigkeiten aus dem jeweiligen Land aus Sport oder Kultur.

Im **Wartezimmer** können Sie landestypische Bilder aufhängen, eine typische Pflanze platzieren oder auch nur eine Zeitschrift in der Sprache Ihrer Patienten auslegen. Das alles dient dem Wohlfühlfaktor für eine dauerhafte Beziehung Ihrer Praxis zu dem Patienten.

Eine wenige Praxen in Deutschland bieten ihren Patienten einen Gebetsraum an oder stellen den Praxisraum für Gebete zur Verfügung. Dieser Art des Marketings ist gut, allerdings oft nicht umsetzbar, da die Mehrzahl der Physiotherapiepraxen in Deutschland nicht groß genug ist, um derart Raum zur Verfügung zu stellen. Das verlangt auch kein Patient.

Von Physiotherapiepraxen hört man des Weiteren, dass türkische Patienten aufgrund einer Empfehlung in einem persönlichen Gespräch mit der Familie, Freunde oder Nachbarn kommen.

Tipp vom Anwalt

Wenn Sie Ihre Texte zu einem professionellen Übersetzer geben, haftet dieser Ihnen gegenüber für etwaige Fehler. Allerdings müssten Sie dann auch einen Schaden darlegen, der beispielsweise dadurch entstehen kann, dass Sie unbewusst einen Patienten beleidigt haben. Im Regelfall wird Ihr Schaden darin bestehen, dass Patienten gar nicht erst zu Ihnen kommen oder nicht wiederkehren. Das werden Sie einem Übersetzer gegenüber kaum nachweisen können.
Sie tragen damit in erster Linie selbst die Verantwortung für den Inhalt Ihrer Aussagen. Sie sollten gerade deshalb nicht auf eine professionelle Übersetzung verzichten.

Hier seien einmal explizit die russischen Patienten erwähnt. Sie kommen mehr auf Empfehlung z. B. einer russischen Hotline oder Internet-Communities.

Alles in allem gilt es, sich mit Ihrer Praxis auf diese Gruppe einzustellen und sie gezielt anzusprechen.

Es gibt auch einige wenige **Werbeagenturen**, die sich mit dem Thema beschäftigen. Noch ist diese spezialisierte Werbung für Physiotherapeuten ein Geschäftsfeld für kleine Agenturen.

> **Tipp**
> **Vertrauen Sie ruhig auf Ihr hier erlerntes Wissen im interkulturellen Marketing und investieren Sie das Geld noch nicht unbedingt in Agenturen.**

10.3 Achtung, es gibt Fehlerquellen

Bitte **übersetzen** Sie nicht einfach in die jeweilige Fremdsprache. Das kann ins Auge gehen, denn wortwörtlich übersetzt passt oft der Inhalt nicht mehr für die jeweils angesprochene Gruppe. Übersetzt man beispielsweise die Media-Markt-Werbung mit dem Inhalt „saubillig" ins Türkische, wird sie keinen Erfolg haben. Denn das Schwein gilt bei Moslems als unrein, und eine wörtliche Übersetzung des Wortes sieht das Türkische gar nicht vor. Hier gilt es also, professionelle Übersetzungen anfertigen zu lassen und diese auf Richtigkeit, auch der Empfindlichkeiten bei Tradition und Werten, selbst zu überprüfen oder von einem „Landsmann" überprüfen zu lassen. Beachten Sie dazu den ► Tipp vom Anwalt.
Finger weg von **Themen wie Politik oder Religion**, und das nicht nur im interkulturellen Marketing, sondern es sollte generell in Ihrer Praxis gelten. Meinungen und Gesinnungen sind bekanntlich unterschiedlich. Treffen Sie nicht die Meinung des Patienten, haben Sie diesen dauerhaft verloren.

Und bitte **verschrecken** Sie nicht die deutschen Patienten Ihrer Praxis, weil z. B. Ihre Corporate Identity nur noch auf Englisch gehalten ist. Deutsche Patienten können sich abwenden, nach dem Motto „Die Praxis ist nur für Engländer da".

> **Wichtig**
> **Deshalb der Hinweis: Interkulturelles Marketing kann ein weiteres Standbein sein, aber als einzige Ausrichtung Ihrer Praxis eher gefährlich auf Ihrem Weg, mit der Physiotherapie dauerhaft erfolgreich zu sein.**

Zudem gilt in arabischen Ländern ein **nackter Po** in der Werbung als „No Go". Zeigen Sie nackte Haut, wie wir sie des Öfteren in Physiotherapiepraxen finden, dann werden Sie keinen Erfolg bei diesen Patienten haben. Auch das medizinisch-therapeutische Bildungsinstitut FiHH Das Fortbildungsinstitut hat für seine Aktivitäten in der Türkei und Dubai 2012 den nackten Po im FiHH-Logo entsprechend verändert (◘ Abb. 10.5).

Fazit

Interkulturelles Marketing ist Werbung, die auf Ausländer abzielt und die sich durchaus lohnt auf dem Weg zum dauerhaften Erfolg Ihrer Praxis.

Wichtig ist, dass Sie sich mit der einen ausgewählten Ausländergruppe identifizieren können, vertraut sind mit Traditionen und Werten.

Es wäre gut, die Sprache zu sprechen, zumindest ein Mitarbeiter in Ihrer Praxis.

Haben Sie sich für das interkulturelle oder Ethno-Marketing entschieden, dann müssen Sie es als weiteren Teilbereich sehen. Dieser Teilbereich hat eine eigene Corporate Identity, eine eigene Schlüsselbotschaft und eigene Marketingmaßnahmen. Der Therapeut sollte dann genau wissen, was sich gerade in der ersten italienischen Fußballliga und in den türkischen Daily Soaps tut, die auch in Deutschland gesehen werden.

Interkulturelles Marketing wird in Deutschland noch sehr wenig angewendet. Kaum ein Physiotherapeut bietet auf seiner Homepage einen Link zu einer russischen oder englischen Version.

Das ist Ihre Chance.

Am Ende kann sich Ihr interkulturelles Marketing durchaus auszahlen. Der Erfolg stellt sich zwar nicht sofort ein. Aber wenn Ihre Praxis sich erst einmal einen Namen bei dieser einen Gruppe gemacht hat, dann werden Sie sicher dauerhaft in dem Bereich erfolgreich sein.

Ich meine, dass dieser Markt für Physiotherapeuten durchaus interessant ist, besonders für kleine Praxen. Es gibt sehr viele Mitbewerber, und aus Sicht der Patienten ist die Therapie an sich oft einheitlich, weil er die Therapieformen und -unterschiede nicht kennt. Einzig über guten Service können Sie sich von der Masse absetzen wie z. B. Öffnungszeiten oder Erreichbarkeit, den Parkplatz vor der Tür oder eben weil Sie ein Landsmann sind und die schwierigen medizinischen Befunde in der Muttersprache des Patienten erklären können.

Warum nicht mit interkulturellem Marketing?

History-Marketing als Geschäftsidee

C. Westendorf

C. Westendorf, A. Schramm, J. Schneider, R. Doll, *Marketing für Physiotherapeuten*,
DOI 10.1007/978-3-642-35153-2_11,

11.1 Was ist History-Marketing oder auch Geschichtsmarketing?

History-Marketing behandelt Ihre Praxisgeschichte. Dieser Zweig ist nicht wirklich neu, aber in den 1990-er Jahren in Mode gekommen und inzwischen stark in der Physiotherapie vertreten. Seit den 1990-er Jahren wird bewusst diese Art von Marketing angewendet, hauptsächlich von mittelständischen und großen Firmen.

Geschichtsmarketing wird in den USA bereits seit den 1970-er Jahren praktiziert. Schon damals sind Geschichtsbüros gegründet worden, um die Firmengeschichten aufzuarbeiten, zu recherchieren, Rechtsfragen zu klären und alle Fakten aufzuschreiben. In der 1990-er Jahren gründeten sich die ersten Agenturen in Deutschland (s. auch ▶ Tipp vom Grafiker).

History-Marketing gehört zur Öffentlichkeitsarbeit und ist Bestandteil der Praxiskommunikation. Nicht mehr nur die fachliche Qualität, sondern auch andere Themen spielen beim Praxiserfolg eine Rolle. Warum also nicht die Praxisgeschichte als Marketinginstrument nutzen und Vorteile daraus ziehen?

Im Wesentlichen gilt es, Traditionen und Erfolge aufzuzeigen, die Vertrauen bei Patienten wecken sollen. Ist die Praxis seit Jahrzehnten am gleichen Platz oder hat der Praxisinhaber einen guten Ruf, dann darf das kommuniziert werden.

Die Praxisidentität muss ehrlich, offen und einfach mit der Geschichte verbunden werden. Wer sind wir?

Vermutlich gilt: Je komplexer die Therapie ist, umso wichtiger ist der Wert der Praxisgeschichte. „Das machen die schon seit Jahren" oder „Der Vorgänger der Praxis hat das auch schon gemacht".

Sie verknüpfen Ihre Schlüsselbotschaft mit der alten Praxisgeschichte.

Der Physiotherapeut mit viel Erfahrung ist für die Patienten oft gleichbedeutend mit einem hohen Wert der Praxis (Manager Magazin „Imageprofile", 09.08.08).

Die Vergangenheit der Praxis gilt es aufzuarbeiten, darzulegen und nach außen zu kommunizieren. Im Wettbewerb mit einer anderen Praxis kann dies das entscheidende Merkmal sein. Eine erfolgreiche Geschichte, und das kann u. a. die Tatsache sein, dass die Praxis schon seit über 25 Jahren dort am Platz ist, weckt Vertrauen und Emotionen, Sie bekommen ein positives Image, und der Patient zieht diese Praxis vor. Sie müssen kompetent sein, sonst würde es die Praxis dort am Platz nicht so lange geben (◘ Abb. 11.1).

Tipp vom Grafiker

Bevor Sie eine History-Marketingagentur suchen, fragen Sie alte Patienten, die Geschichtswerkstatt oder den Heimatverein nach Informationen aus der Gründungszeit. Oft gibt es dort auch ein Fotoarchiv, das Sie durchsehen können. Auch Studenten (z. B. der Kunstgeschichte oder Geschichte) verdienen sich gerne mit solchen Recherchen etwas dazu. Machen Sie einen Aushang am Schwarzen Brett der Uni oder im Supermarkt.
Wenn Sie dann professionelle Hilfe benötigen, hilft auch hier der Blick ins Internet, Stichwort „History-Marketingagentur".

11.2 Wie funktioniert History-Marketing?

Voraussetzung für History-Marketing ist immer das Auseinandersetzen mit der Geschichte der Praxis und das Niederschreiben dessen. Es muss recherchiert werden, wann die Praxis eröffnet wurde, wer der Gründer war, wer die Leitenden, welche Personen haben für diese Praxis gearbeitet? Gab es vor dieser Zeit schon einmal eine Physiotherapiepraxis in dem Haus oder sogar in den gleichen Räumen? Was war früher die Kerntherapie, welche Patientengruppe war die größte? Gab es neben der Kernkompetenz „Exoten" in der Therapie? Wir sahen früher die Räumlichkeiten aus? Gibt es Bilder? Wenn ja, dann müssen diese von Ex-Kollegen angefordert werden.

Wichtig

Vorsicht: Es besteht die Möglichkeit, auf Negatives während dieser Recherche zu stoßen.

Politische Extreme z. B. sind vereinzelt in der Automobilbranche zu finden. Das Unternehmen verliert dadurch an Glaubwürdigkeit in der Öffentlichkeit. So hat es VW aber hervorragend gemeistert und

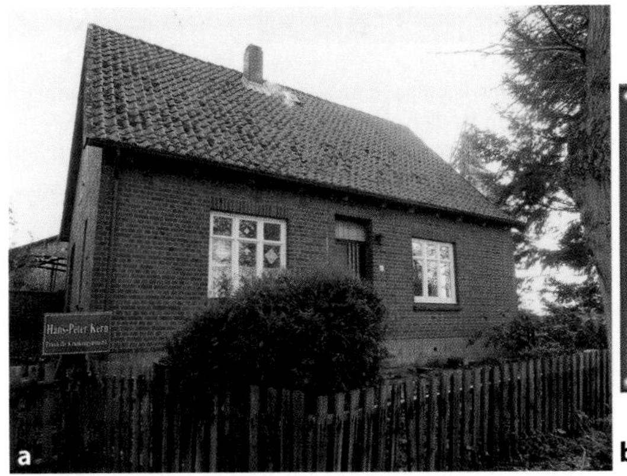

▪ **Abb. 11.1a, b** Altes Haus (**a**) mit altem Praxisschild (**b**). (© Ronald Doll)

als Chance gesehen, die Vergangenheit lückenlos aufzuarbeiten, als Teil der Geschichte zu sehen, zu erklären und es nun besser zu machen.

Negatives in der Praxisgeschichte kann endlich auch die gefundene Antwort sein, warum eine Physiotherapiepraxis nicht „läuft". Hat z. B. ein Vorgänger „schlechte Arbeit" abgeliefert, wird seitens der Bevölkerung zuerst erwartet, dass das so weitergeht. Der Nachfolger hat es schwerer, erfolgreich zu sein.

Ein guter Grund, History-Marketing zu betrieben, offensiv mit dem Geschehenen umzugehen und zu kommunizieren ist, dass jetzt alles anders ist.

Die Geschichte Ihrer Physiotherapiepraxis ist ein andauernder Prozess, und die Praxis muss nicht alt sein, um History-Marketing zu betreiben. Jede Praxis hat eine Geschichte, und wenn diese nur ein paar Wochen alt ist.

Am besten fangen Sie gleich mit der Dokumentation an!

11.3 Warum ist Geschichtsmarketing wichtig?

Heutzutage ist alles schnelllebiger, unberechenbarer als früher, da freut sich jeder über Beständiges, an das er sich halten kann. Der Patient freut sich, wenn er dies in der Physiotherapiepraxis vorfindet. Tradition und Geschichte, Erfahrung und Erfolge der Physiotherapiepraxis oder -abteilung schaffen Vertrauen, übrigens auch bei den Mitarbeitern und Kollegen. Für alle Beteiligten sind es unsichere Zeiten geworden. Keiner kann sich seines Arbeitsplatzes wirklich mehr sicher sein. Einsparungen, die Gesundheitspolitik, gewünschte Flexibilität zumindest in der EU und Geldsorgen bestimmen den Alltag. Für viele Physiotherapeuten ein Grund, auch hier auf Bewährtes zu setzen. Das schafft Sicherheit.

Und die Konkurrenz schläft nicht. Immer mehr Praxen und Kliniken entdecken, dass sie mit Marketing die Einnahmen erhöhen können. Vielleicht betreibt genau die Praxis in der Nähe History-Marketing und zieht damit den einen oder anderen Patienten an sich.

11.4 Beispiele für die Praxis

Ist die Entscheidung erst einmal für diese Marketingstrategie getroffen, sich mit der Praxisgeschichte auseinanderzusetzen, dann gibt es sehr viele Möglichkeiten, die erworbenen Kenntnisse umzusetzen.

Gibt es einen Anlass zu feiern, z. B. ein rundes Praxisbestehen, dann könnten durch eine Sonderedition mit einer kleinen Auflage Visitenkarten gedruckt werden. Auf dieser Karte steht dann „25 Jahre Sportphysiotherapie seit 1989 – Qualität am Marktplatz" mit einer Firmenfarbe abgesetzt vom Restinhalt.

Es kann auch auf einem Praxisflyer einem alten Foto ein neues gegenübergestellt werden nach dem Motto „Früher – Heute" und „Tradition verpflichtet". Ein Praxisjubiläum muss nicht ab 50 Jahren gefeiert werden. Sie schreiben bereits in dem Moment Geschichte, feiern Sie 1 oder 5 Jahre erfolgreiches Bestehen einer Praxis oder eines Therapieangebotes.

Es ist immer gut, auf frühere Erfolge hinzuweisen, z. B. auf der Internetseite. Konnte durch Ihre oder eine frühere Behandlung am Morgen beispielsweise ein Balletttänzer abends auf der Bühne stehen und den sterbenden Schwan mimen? Dann fragen Sie diesen, ob sie mit seinem Namen werben dürfen und zu welchem Zweck. Dieses geschichtsträchtige Ereignis der Praxis sollte dokumentiert und für die Nachwelt festgehalten werden. Lassen sie sich das OK des Patienten kurz schriftlich geben, dann haben sie später keine Probleme. Zum Thema „Rechte am eigenen Bild" finden Sie weitere Hinweise in der Infobox ► Tipp vom Anwalt.

Gibt es genügend Bildmaterial, alte Verordnungen von Ärzten und Dokumentationen, kann es Sinn machen, eine kleine Ausstellung im Warte- oder Eingangsbereich zu organisieren. Stellen Sie 1–2 Metaplanwände oder 1 Flipchart auf und kleben das Bildmaterial auf. Am besten sind Kopien. Es wäre schade, wenn die Ausstellungsstücke beschädigt werden oder sogar verschwinden. Beschriften Sie die kleine Ausstellung leserlich u. a. mit Ihrer Schlüsselbotschaft, das schafft Vertrauen.

Klassisch im History-Marketing ist die Chronik. Eine Chronik ist eine chronologische Darstellung einer Praxisgeschichte. Sie kann auch in Tabellenform geschrieben werden. Geschichtschroniken werden gern in altertümlicher Schrift verfasst, um auf den ersten Blick erkennen zu lassen, dass die Geschichte sehr alt ist.

Mit einem Ausschnitt dieser Chronik können Sie hervorragend an die Presse treten mit der Bitte, diesen abzudrucken. Eine Pressemitteilung über Ihre Praxisgeschichte mit einer Anekdote oder etwas ganz Besonderem, am besten mit Hinweis auf Ihre Schlüsselbotschaft, begründet in der Geschichte der Praxis, eignet sich sehr gut für die Presse und Ihr Marketing!

11.4.1 Inhaberwechsel

History-Marketing bietet sich hervorragend bei einem Übergang der Physiotherapiepraxis an einen neuen Inhaber oder Partner an, wenn z. B. der jetzige Inhaber in den Ruhestand geht oder umzieht.

Zum einen gibt es eine Geschichte, die der Inhaber persönlich weitergeben kann, zum anderen kann so der Nachfolger am besten auf das Positive der Praxis aufbauen. Richtig umgesetzt bedeutet das z. B., dass mit Hilfe des Noch-Inhabers eine Chronik erstellt und in Gesprächen herausgefunden wird, was in der Praxisgeschichte alles gut gelaufen und was nicht gut gelaufen ist; was die Schlüsselbotschaft und was das Ziel der Praxis war und ist. Hierbei geht es nicht nur um Fakten, sondern auch um das Wie, des Weiteren um die Therapiearten früher und heute u. a. Der neue Inhaber kann dann die Traditionen übernehmen, die als positiv eingestuft werden.

Bei dem Praxisnamen sollten zuerst beide Namen genannt werden, also vom alten und dem neuen Inhaber, erst später fällt der alte Name weg, am besten jedoch erst, wenn der alte Inhaber aufgehört hat, sonst hinterlässt dies am den Eindruck, dass der neue den alten übernommen haben könnte. Das kann negative Auswirkungen auf das Image haben.

Wegfallen muss der alte Praxisname dennoch, wenn dieser den Nachnamen des Ausscheidenenden beinhaltet, ansonsten wollen alle Patienten auch nach Jahren immer nur „zum Chef".

Vorteilhaft ist es, wenn der alte den neuen Inhaber den Patienten, Ärzten und Partnern vorstellt und sozusagen das Zepter an den Nachfolger übergibt. So kann der Gehende zeigen, dass sein Nachfolger gewollt und gewünscht ist, und eventuelle Rückfragen können direkt beantworten werden.

Und es wird in dem Moment wieder Geschichte geschrieben …

Eine **Logo-** oder **Praxisnamensänderung** macht in der Regel keinen Sinn. Ist die Praxis bisher erfolgreich gewesen, dann bauen Sie darauf auf. Ist sie nicht erfolgreich gewesen, dann macht auch der

Tipp vom Anwalt

Die Einwilligung sollte sich auf eine Veröffentlichung in allen Medien beziehen und möglichst unwiderruflich sein. Das müssten Sie aber gesondert schriftlich vereinbaren. Anderenfalls ist eine solche Einwilligung stets widerruflich. Beachten Sie zudem, dass die Werbung mit Prominenten nach dem Heilmittelwerbegesetz (HWG) eine unzulässige Empfehlung sein kann. Seit 2012 gilt dies jedoch nur noch, soweit dadurch der Arzneimittelverbrauch angeregt werden kann. Das trifft auf Physiotherapeuten kaum zu.

Fortbildung in Hamburg

a

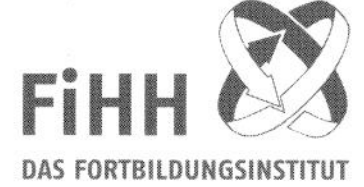

Medizinisch-therapeutische Fort- und Weiterbildung bundesweit

b

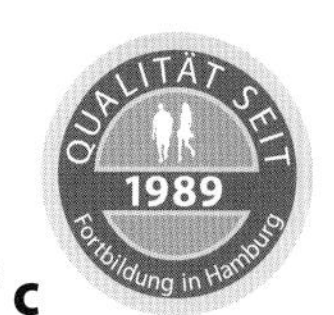

c

Abb. 11.2a–c Anpassung des Logos bei Übernahme. (© FiHH Das Fortbildungsinstitut GmbH & Co. KG)

Tipp vom Anwalt

Lassen Sie sich beim Praxiskauf gut beraten. Der wesentliche Wert der Praxis ist der Patientenstamm. Damit Sie hierfür nicht am Ende zu viel zahlen, sollte sichergestellt sein, dass die Patienten der Praxis treu bleiben. Am besten ist es deshalb, mit dem bisherigen Praxisinhaber in einer Überleitungsphase zusammen zu arbeiten und diesem ein Wettbewerbsverbot aufzuerlegen.
Wenn Sie den Namen der Praxis behalten, können Sie zudem für etwaige Verbindlichkeiten der alten Praxis haften. Das sollten Sie soweit wie möglich vermeiden.

neue Name nichts. Es wird lange die „Physiotherapiepraxis, die nicht läuft" sein. Ist das der Fall, dann ändern Sie beispielsweise nur den Inhabernamen und nutzen die Chance, das negative Image zu erkennen, aufzuschreiben und es aktiv anders, besser zu machen mit History-Marketing, z. B. bei einem Problem der Öffnungszeiten in der Hamburger Innenstadt nicht nach 17.00 Uhr: „Neue Physiotherapiepraxis mit Öffnungszeiten Di. & Do. bis 20.00 Uhr". Das ist Ihre Chance.

Darüber hinaus wichtige Aspekte beim Praxiskauf finden Sie in der Infobox ▶ Tipps vom Anwalt.

Denken Sie auch an das bestehende **Logo**.

Ist das Logo für Sie passend? Dann können Sie es sehr gut behalten und vom Wiedererkennungswert profitieren. Nur der Nachname müsste ggf. durch Ihren ersetzt werden. Der Patient wird zuerst den neuen Nachnamen im Logo gar nicht wahrnehmen.

Möchten Sie lieber ein neues, eigenes Logo? Dann versuchen Sie, den alten Namen der Praxis in das neue Logo einzubauen. So lässt sich gut alt bewährtes mit Neuen verbinden und im Markt platzieren (◘ Abb. 11.2).

Generell sollte also gelten:

Positives Image – nichts verändern – nur den Inhabernamen in Stufen (s. auch ▶ Praxis-Feedback).

Praxis-Feedback

Dazu sagt der Physiotherapeut Werner Nafzger:

„Ja, ich habe in den 20 Jahren Praxistätigkeit die Erfahrung gemacht, dass der Name der wichtigste Werbeträger ist (z. B., … ich geh' zum Nafzger in die Therapie und habe guten Erfolg'). Mit dem Einsteigen eines Mitarbeiters als Geschäftspartner haben wir das Logo ergänzt: ‚Physiotherapie Nafzger und Vethaak'. In 5 Jahren, wenn mein Geschäftspartner die Praxis ganz übernimmt, fällt mein Name weg.
In einer Manualtherapeutischen Praxis ist der Erfolg am Patienten praktisch nur von unseren intellektuellen und manuellen Fähigkeiten abhängig und daher stark auf einen Namen fokussiert."

Tipp

Problematisch wird es, wenn keine Daten vorhanden oder diese nicht sicher sind. Wenn auf zu viel oder ausschließlich Negatives und an persönliche Grenzen gestoßen wird. Auch wenn nichts herausgefunden wird, niemand etwas sagen kann über die Geschichte, dann wird von History-Marketing abgeraten.

History-Marketing kann sehr zeitaufwendig sein. Geben Sie sich selbst einen zeitlichen Rahmen und recherchieren und schreiben Sie nicht alles selbst.

Darüber hinaus kann es Mitarbeiter geben, die mit der Vergangenheit nichts zu tun haben wollen: „Och nicht schon wieder über den Therapeuten Schulze reden …". Diese Mitarbeiter und Kollegen werden Sie für diese Art von Marketing nicht gewinnen können.

Gibt es nur Positives und Erfolge, dann muss darauf geachtet werden, sich nicht mit der Geschichte selbst zu beweihräuchern. Das kann arrogant wirken und verfehlt das Marketingziel. Es darf aber auch nichts vertuscht werden. Kommt das heraus, dauert es lange, bis das missbrauchte Vertrauen der Patienten, Ärzte und Partner wieder da ist.

Fazit

History-Marketing kann erst einmal jeder betreiben. Gibt es eine Geschichte, lässt sich diese gut nutzen, gerade in Verbindung mit Tradition und Vertrautheit. Gibt es keine Geschichte, dann fangen Sie an, diese zu dokumentieren. Es lässt sich später nutzen.

Das History-Marketing ist neu und somit noch nicht weit in der Physiotherapieszene verbreitet. Das ist eine Chance und kann ein wichtiger Bestandteil Ihres Marketingmixes werden.

History-Marketing bildet eine Zeit Ihrer Praxis ab mit dem Ziel, ein Image aufzubauen und dieses zu kommunizieren.

Es gibt wenig, was dagegen spricht, und es kann sogar spannend und interessant sein, sich mit der Geschichte zu beschäftigen.

Wer keine Zeit, aber etwas Geld übrig hat, kann sich schnell und gut helfen lassen.

Ein weiterer Vorteil ist die gute Planbarkeit und Möglichkeit der Vorbereitung, die ungefähr 1 Jahr nicht unterschreiten sollte, um allen Aspekten gerecht zu werden.

Darüber hinaus passt History-Marketing gut zu besonderen Anlässen Ihrer Praxis.

Übernehmen Sie Verantwortung für die Geschichte und nutzen diese für sich. So kann die Praxisgeschichte Ihr Kapital für die Zukunft sein!

Ihr persönlicher Marketingmix

C. Westendorf

C. Westendorf, A. Schramm, J. Schneider, R. Doll, *Marketing für Physiotherapeuten*,
DOI 10.1007/978-3-642-35153-2_12,

Marketing ist das Vermarkten, das Werben und das Ausrichten Ihrer Praxis oder Physiotherapieabteilung auf den Markt. Das bedeutet, dass alles, was Sie geplant unternehmen, um Patienten, Ärzte und Kooperationspartner für Ihre Praxis zu gewinnen, ist Marketing.

Beim Marketing scheint es einen Bereich zu geben, der in der Physiotherapieausbildung nicht ausreichend angesprochen wird, aber Jahr für Jahr an Bedeutung gewinnt, um dauerhaft erfolgreich als Physiotherapeut in eigener Praxis oder in einer physiotherapeutischen Abteilung arbeiten zu können: Das Buch soll die wichtigsten Facetten und Neues im Marketing aufzeigen und Lust auf mehr machen.

Marketing kann einfach gestaltet werden und benötigt in der Regel keine Fremdwörter oder Kurse. Vielmehr muss Marketing für sich entdeckt und bewusst gelebt werden, in allem, was im Berufsalltag getan wird.

In Gesprächen mit Physiotherapeuten wurde deutlich, dass sie oft unbewusst eine Wirkung erzielen. Diese gilt es, bewusst zu nutzen.

Marketing in der Physiotherapie ist ein Schlüssel zum Erfolg, besonders für die selbstständigen Physiotherapeuten. Ihre Praxis befindet sich in einem Wettbewerb, und da der Gesundheitsmarkt boomt, wollen viele ein Stück von dem Kuchen abbekommen. Dieser Trend wird sich in den nächsten 10 Jahren eher noch verstärken.

Dazu kommen sinkende Verordnungszahlen der Ärzte. Neue Branchen drängen in den Markt der Physiotherapie, z. B. die Personal-Trainer, die Osteopathen oder die Wellnessanbieter, zwar nur mit ähnlichen Leistungen, aber das müssen Sie dem Patienten durch Marketing erst verständlich machen.

Um dauerhaft erfolgreich sein zu können, benötigen Sie ein definiertes Ziel und eine daraus resultierende Schlüsselbotschaft für Ihre Praxis, die auf Ihren Markt abgestimmt ist.

Dabei hilft der **Marketingmix**, bestehend aus vielen Marketinginstrumenten, die zusammen zum Einsatz kommen.

12.1 Stimmt Ihr Mix?

Dieser Marketingmix ist eine persönliche Zusammenstellung aller hier genannten Faktoren für die Physiotherapiepraxis mit Ihrer individuellen Schlüsselbotschaft!

Erstellen Sie Ihre persönliche Checkliste, schauen Sie, ob interkulturelles oder History-Marketing für die Praxis in Frage kommen, seien Sie online und in der Öffentlichkeit aktiv. Zeigen Sie Ihre Stärken und vernetzen Sie sich. „Wen will ich warum ansprechen?" „Was mache ich ganz genau bis zu welchem Tag?" „Und was soll dabei am Ende heraus kommen, damit ich für mich sagen kann: Ich bin glücklich und erfolgreich!"

Diese Themen können unterschiedliche Gewichtungen besitzen. Die Organisation und Kombination der persönlichen Marketinginstrumente in der Praxis sollen Sie zum Ziel bringen.

In diesem Zusammenhang spricht man von den **„4 Ps"** des Marketings-Mix. Der Begriff tauchte bereits in den 1940er Jahren auf und kommt ursprünglich aus dem Englischen: Die „4 Ps" bedeuten **Product, Price, Place, Promotion**; übersetzt Produkt, Preis, Distribution (Verteilung/Verbreitung) und Vertrieb.

Im Marketingmix wird die Umsetzung dessen geplant:

12.2 Was sind die „4 Ps"?

Welchen Preis legen Sie für die Therapie fest (Preispolitik)? Wie erreichen Sie die Patienten und Ärzte (Kommunikation)? Und wie erfahren Ihre Patienten, Ärzte und Kooperationspartner von der definierten Schlüsselbotschaft?

Darüber hinaus ist es für jede Physiotherapiepraxis sehr wichtig, genaue Standards für die Qualität, die Praxisausstattung, den Service mit den und für die Kollegen/Mitarbeiter festzulegen, z. B. in vorgegeben Antworten an Patienten, die Ihren Wunschtermin nicht bekommen können.

12.2.1 Produktpolitik (Produkt)

Was bietet die Praxis welcher Gruppe genau an? Das Therapieangebot der Praxis ist die Basis. Hierzu gehören die Therapiearten, die der Therapeut beherrscht und anbietet, und deren Qualität, ggf. auch die Geräte, die dazugehören, z. B. die Therapiegeräte bei der Behandlung „KG am Gerät".

Tipp vom Anwalt

Bei Kassenpatienten können Sie mit der Krankenkasse nur die Sätze abrechnen, die von der jeweiligen Kasse akzeptiert werden. Zudem ist die Möglichkeit der Kombination von verschiedenen Leistungen eingeschränkt. Bei der Preisgestaltung gegenüber Privatpatienten (Selbstzahlern) sind Ihnen praktisch keine Grenzen gesetzt.
Der Preis hängt von der – am besten schriftlichen – Vereinbarung mit dem Patienten ab und kann auch deutlich über den Abrechnungssätzen der Krankenkasse liegen, ohne dass gleich Wucher vorliegt.
Ob Sie kostenfreie Therapieangebote oder „Schnupperstunden" anbieten dürfen, ist eine Frage des Einzelfalls. Dies könnte ein Verstoß gegen das Heilmittelwerbegesetz (HWG) sein. Hierzu sollten Sie sich besser vorher rechtlich beraten lassen.

Praxen mit einem großen Therapieangebot haben eine große Angebotsbreite; die Angebotstiefe beschreibt die unterschiedlichen Arten und Variationen einer bestimmten Therapie, z. B. CRAFTA-Grundkenntnisse oder CRAFTA – Kopfschmerzen bei Kindern.

Das „Produkt" kann auch der Physiotherapeut an sich sein. Hat er sich einen Namen gemacht, ist dieser die Marke.

Welches Angebot macht für Ihre Praxis Sinn?

12.2.2 Preispolitik (Price)

Unter die Preispolitik fallen alle vertraglichen Konditionen, die in Zusammenhang mit dem Therapieangebot stehen, z. B. Zertifikatspositionen. Gestaltungsfreiraum hat eine Praxis z. B. bei den Zahlungsmodalitäten, z. B. Ratenzahlungen. Der Preis, abhängig von den Krankenkassen, und die Abwicklung der Barzahlung oder Überweisung spielt für die Patienten eine wichtige Rolle.

In der Preispolitik wird folglich der Preis der Therapie ermittelt, immer unter der Berücksichtigung gesetzlicher Vorgaben (s. ▶ Tipps vom Anwalt).

Einen Spielraum gibt es immer, im Besonderen im Bereich der Selbstzahler oder als Heilpraktiker Physio Sektoral.

Ist die Therapie beispielsweise teurer als bei den Mitbewerbern in der Nähe, dann bedarf der höhere Preis einer guten Information der Patienten, über die **Kommunikationspolitik der Praxis**. In der Kommunikationspolitik (Promotion) legt die Physiotherapiepraxis fest, wie die Therapie nach außen und innen kommuniziert wird, und zwar die gesamte Therapie auf dieselbe Art und Weise (Corporate Communications; CC) bei der Werbung, inkl. der Öffentlichkeitsarbeit, auf Messen, beim Sponsoring und eigenen Veranstaltungen.

> **Wichtig**
> **Die Kommunikationspolitik wird u. a. stark beeinflusst durch die Kommunikation der Patienten und Ärzte untereinander.**

Jede Physiotherapiepraxis sollte daher genau festlegen, wie genau und wann der Arzt oder Patient informiert werden soll, z. B. vierteljährlich über Veränderungen des Therapieangebotes mit einem E-Mail-Newsletter (■ Abb. 12.1).

> **Wichtig**
> **Schreiben Sie Ihre Gruppen nicht zu oft an. Heutzutage werden die Menschen von einer Flut an Werbeinformationen ereilt, und eine zu häufige Kontaktaufnahme kann störend wirken. Dann wenden die Patienten oder Ärzte sich eher ab als zu.**

12.2.3 Distributionspolitik (Place)

Unter der Distribution oder Verbreitung werden alle Handlungen der Physiotherapiepraxis verstanden, die den Weg der Therapie vom Physiotherapeuten zum Patienten oder Arzt und Kooperationspartner betreffen. Dies könnten z. B. die Fragen sein, ob sich 2 oder mehr Praxen, ein Franchising durch Anschluss an eine Praxiskette sich für den Therapeuten lohnen, Hausbesuche sinnvoll sind, und ob die Physiotherapie in einem Reha-Zentrum oder einer Klinik bzw. ambulant oder stationär stattfindet.

Die klassischen „4 Ps" sind in ■ Abb. 12.2 dargestellt. In den letzten Jahren sind **weitere Ps** hinzugekommen, die im Marketingmix einer Physiotherapiepraxis eine Rolle spielen könnten:

- **People oder Persons** – Personalpolitik,

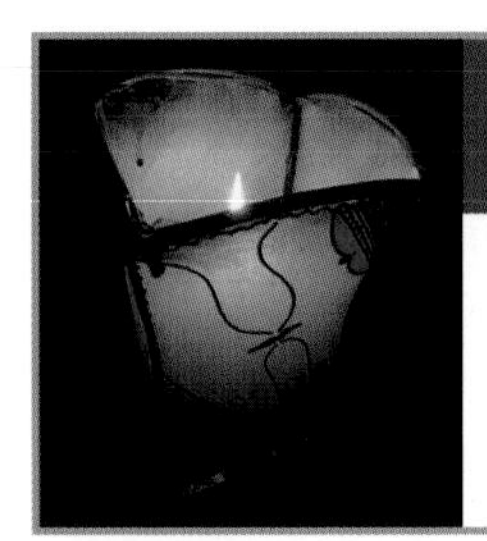

KERN Physiotherapie

Aktuelles

EINLADUNG

Wir laden Sie und Ihre Familie herzlich zu unserem traditionellen Glühweinabend am 13. Dezember ein. Gemeinsam mit Ihnen wollen wir in der Adventszeit fröhliche, besinnliche Stunden verbringen.

Und wie jedes Jahr wird es wieder eine Tombola geben. In diesem Jahr möchten wir MS-Kranken und deren Familien helfen und werden den Ertrag der gemeinnützigen Hilfsorganisation „Deutsche Multiple Sklerose Gesellschaft (DMSG) übergeben. Multiple Sklerose bekämpfen - MS-Erkrankte begleiten: Unsere Spende hilft, diese Ziele zu verwirklichen.

Persönliches

ABSCHIED

Zum Jahresende wird uns Frau Irmgard Stuber verlassen, um mit ihrer Familie nach Süddeutschland zu ziehen. Wir wünschen den Stubers alles Gute - und Irmi: Wir vermissen dich schon jetzt! Unsere neue Kollegin können Sie beim TAG der OFFENEN TÜR treffen!

Neuigkeiten

NEUE TRAININGSGERÄTE

Im Februar kommen die neuen Trainingsgeräte, auf die wir schon ganz gespannt warten: Bitte nehmen Sie sich am 24.02. Zeit für einen Besuch bei unserem TAG der OFFENEN TÜR. Dann werden wir die Geräte erstmals in Betrieb nehmen und Ihnen vorstellen.

KERN Physiotherapie Karl-von-Hüber-Straße 121, 44556 Feuerberg
Tel. 0 33 45/22 44 05, www.kern-pt.de, info@kern-pt.de

Abb. 12.1 Beispiel für Patienteninformation: E-Mail-Newsletter. (© Ronald Doll)

- **Politics** – Engagement in der Gesundheitspolitik,
- **Physical Facilities** – die Ausstattung der Praxis.

Der Marketingmix darf sich im Laufe eines vom Physiotherapeuten festgelegten Zeitrahmen verändern, wenn ein anderer Weg mehr Erfolg verspricht, und im Besonderen, wenn ein kostengünstigerer Weg entdeckt wird.

Jeder Physiotherapeut sollte an sich und seine Ziele im Leben denken. Ein großer Vorteil vieler Physiotherapeuten ist, dass sie allein oder mit wenigen Kollegen/Partnern diese Ziele festlegen müssen.

Wichtig
Was möchten Sie in Zukunft wie genau mit wem erreichen und was ist Ihr Ziel mit welcher Schlüsselbotschaft?

Produktpolitik
Produktvariation
Produktdifferenzierung
Produktinnovation
Produktelimination
Preispolitik
Kostendeckungspreis
Penetrationspreis
Abschöpfungspreis
Marketing-Mix
Distributionspolitik
Distributionskanal
Direkter Absatz
Indirekter Absatz
E-Commerce
Kommunikationspolitik
Individualkommunikation
Massenkommunikation
Marke
Corporate Identity

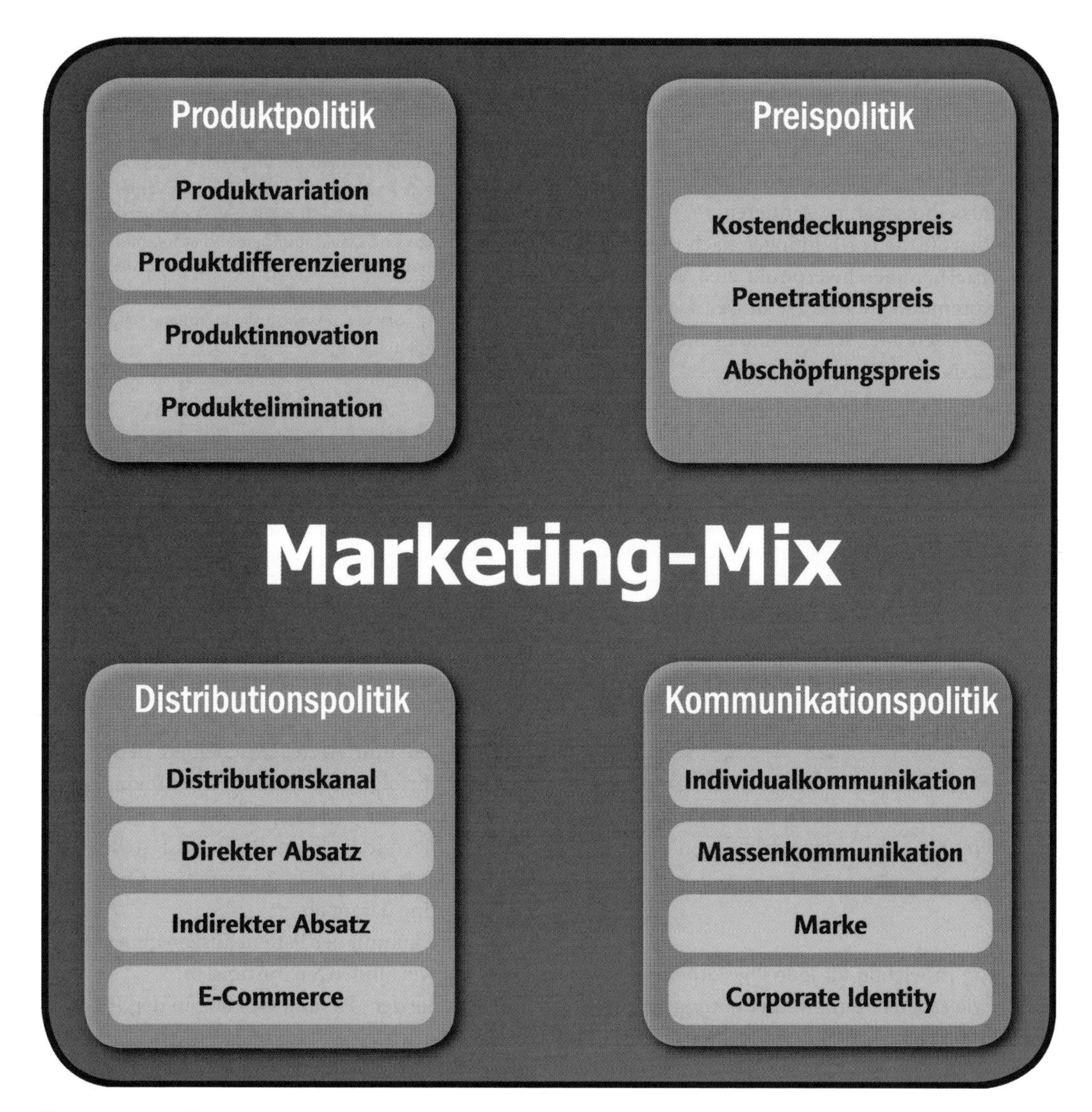

Abb. 12.2 Die klassischen „4 Ps". (© Ronald Doll und Christian Westendorf)

Es macht z. B. immer Sinn, sich in der Umgebung der Praxis umzuschauen. Spannend ist es allemal, sich in seiner Region gut auszukennen. Das könnte bereits der erste Vorteil sein, den Sie sich Ihren Mitbewerbern gegenüber erarbeiten. Die Antworten sind die Basis für Ihren Marketingmix.

12.2.4 Beispiele

Kreieren Sie z. B. ein schönes Logo und optimieren Sie damit das Erscheinungsbild Ihrer Praxis. Gehen Sie einmal vor der ersten Therapie durch die Praxis und schauen sich jeden Gegenstand an. Überlegen Sie, wo Sie überall das Logo platzieren könnten, und ob sich sogar das ein oder andere Stück der Praxisausstattung durch ein neues ersetzen lässt. Das neue kaufen Sie dann in den Praxisfarben und vielleicht sogar mit Ihrem neuen Logo.

Denken Sie immer an die Schlüsselbotschaft.

Versuchen Sie, gezielt Kontakt zu den für Sie wichtigen Gruppen aufzunehmen. Holen Sie sich Termine bei für Sie interessanten Ärzten. Planen Sie vorher genau, wie Sie die Physiotherapiepraxis und die Schlüsselbotschaft präsentieren.

Suchen Sie die Fortbildungen nach Ihrer Stärke und dem Therapieschwerpunkt aus. Wirtschafts- sowie Kommunikationskurse dürfen zwar besucht werden, passen aber schwer in den Marketingmix einer Praxis.

Können Sie die Patientengruppe klar definieren? Dann macht ein Sponsoring Sinn.

Tipp

Lassen Sie sich von Misserfolgen nicht ablenken, sondern sehen es als Chance, diesen Fehler nicht noch einmal begehen zu müssen. Ärgern Sie sich nicht über Absagen von z. B. Ärzten, sondern freuen sich über die Zusagen.

Ihr Marketingmix muss für die Praxis ganz einfach umzusetzen sein. Gewinnen Sie wöchentlich neue Patienten und Ärzte hinzu und pflegen diese Kontakte.

Fazit

Marketing ist wichtig für jede Physiotherapiepraxis, um der Vielzahl der Mitbewerber entgegenzutreten. Marketing ist ein wichtiges Handwerkszeug für die tägliche Arbeit. Es gilt, Marketing bewusst zu betreiben, um dauerhaft erfolgreich zu sein.

Trends sind Veränderungen in der Bevölkerung, z. B. mehr Senioren, oder der Wunsch nach Entspannung und Wellness, und das gern dauerhaft. So lassen sich hervorragend, durch Bedienen dieser Gruppen, dauerhafte Patienten und Kunden für die Praxis gewinnen. Physiotherapeuten werden sozusagen zum Personal Coach für ihre Patienten.

Wichtig

Alle Trends kann und sollte eine Physiotherapiepraxis nicht verfolgen. Konzentrieren Sie sich auf eine Gruppe und Ihre Schlüsselbotschaft.

Tipp vom Anwalt

Die bislang recht strengen Werbebeschränkungen des HWG sind im Jahre 2012 gelockert worden (zu Werbung in Berufskleidung und Vorher-nachher-Bilder s. z. B. ▶ Abschn. 3.14). Neben der Veröffentlichung von wissenschaftlichen Gutachten und Zeugnissen sind Danksagungen und Empfehlungsschreiben der Patienten in der Werbung grundsätzlich erlaubt. Allerdings ist dies stets eine Frage des Einzelfalls, sodass eine vorherige rechtliche Beratung zu empfehlen ist.

Im Marketing ist mehr erlaubt, als vielen momentan bekannt ist (s. ▶ Tipp vom Anwalt).

Definieren Sie Ziel und persönliche Schlüsselbotschaft für sich und für die Praxis. Erstellen Sie einen kleinen Zeitplan und schauen Sie regelmäßig auf Ihre Erfolge durch gezieltes Marketing.

Was ist das Alleinstellungsmerkmal Ihrer Praxis in Ihrer Region? Was macht Ihnen Spaß bei der Arbeit? Was können Sie am besten? Wer sind Ihre Kooperationspartner?

Patienten und Ärzte entscheiden heutzutage über den Erfolg einer jeden Physiotherapiepraxis. Sie sind sehr viel anspruchsvoller geworden. Schauen Sie durch deren Brille und stellen mit Hilfe der in ▶ Abschn. 2.1.3 genannten **Checkliste** Ihr Marketing darauf ab.

Warum kommt der Patient ausgerechnet zu Ihnen? Und wie binden Sie ihn an sich?

Mit Hilfe der „Ps" und Qualität in der Therapie gestalten Sie Ihren persönlichen Marketingmix, sind erfolgreich und haben zufriedene Patienten und Ärzte. Und sind die Partner und Patienten zufrieden, bringt die Arbeit für jeden Physiotherapeuten Spaß.

Ein Marketingmix mit einem zeitlich festgelegten Rahmen und einem kleinen vorher festgelegten Budget sowie die Beobachtung der Entwicklungen – so macht Marketing Freude!

Serviceteil

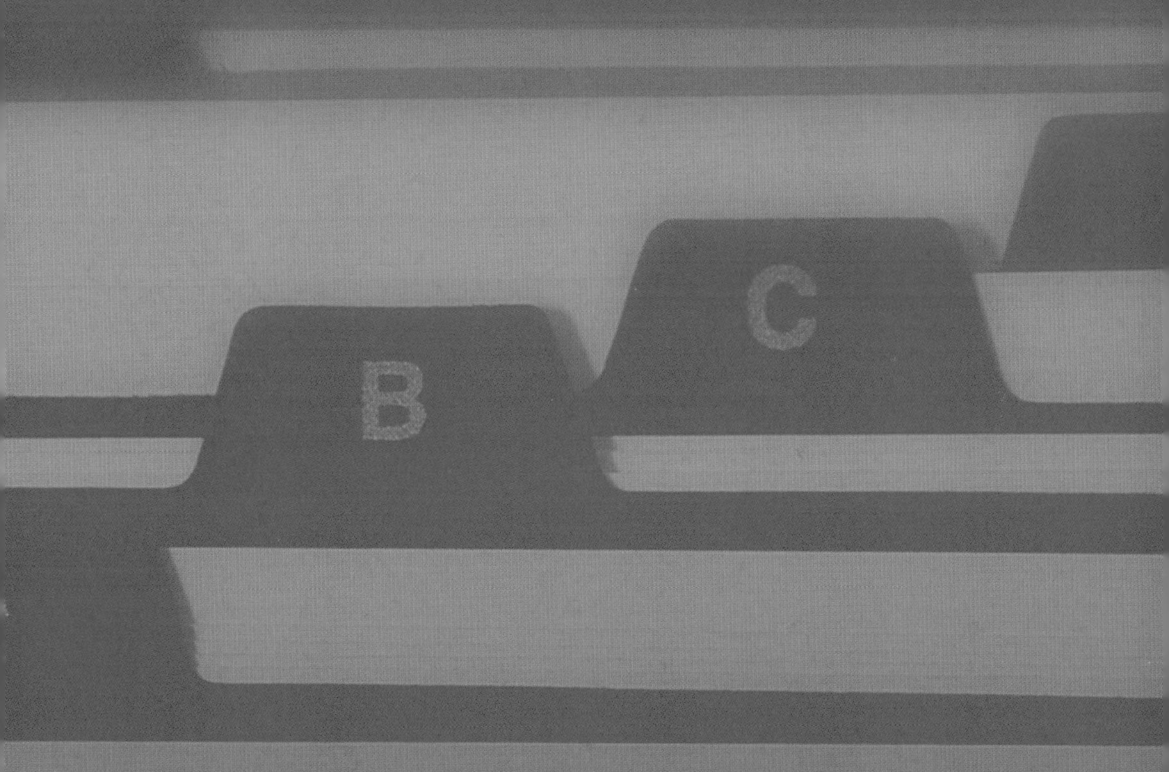

C. Westendorf, A. Schramm, J. Schneider, R. Doll, *Marketing für Physiotherapeuten*,
DOI 10.1007/978-3-642-35153-2, © Springer-Verlag Berlin Heidelberg 2013

Stichwortverzeichnis

J

K

L

M

N

O

P

Q

R

S

T

U

V

W

Z

Printing: Ten Brink, Meppel, The Netherlands
Binding: Stürtz, Würzburg, Germany